HPV感染と予防対策

Human papillomavirus

子宮頸がんと皮膚病および HPVワクチンの効果

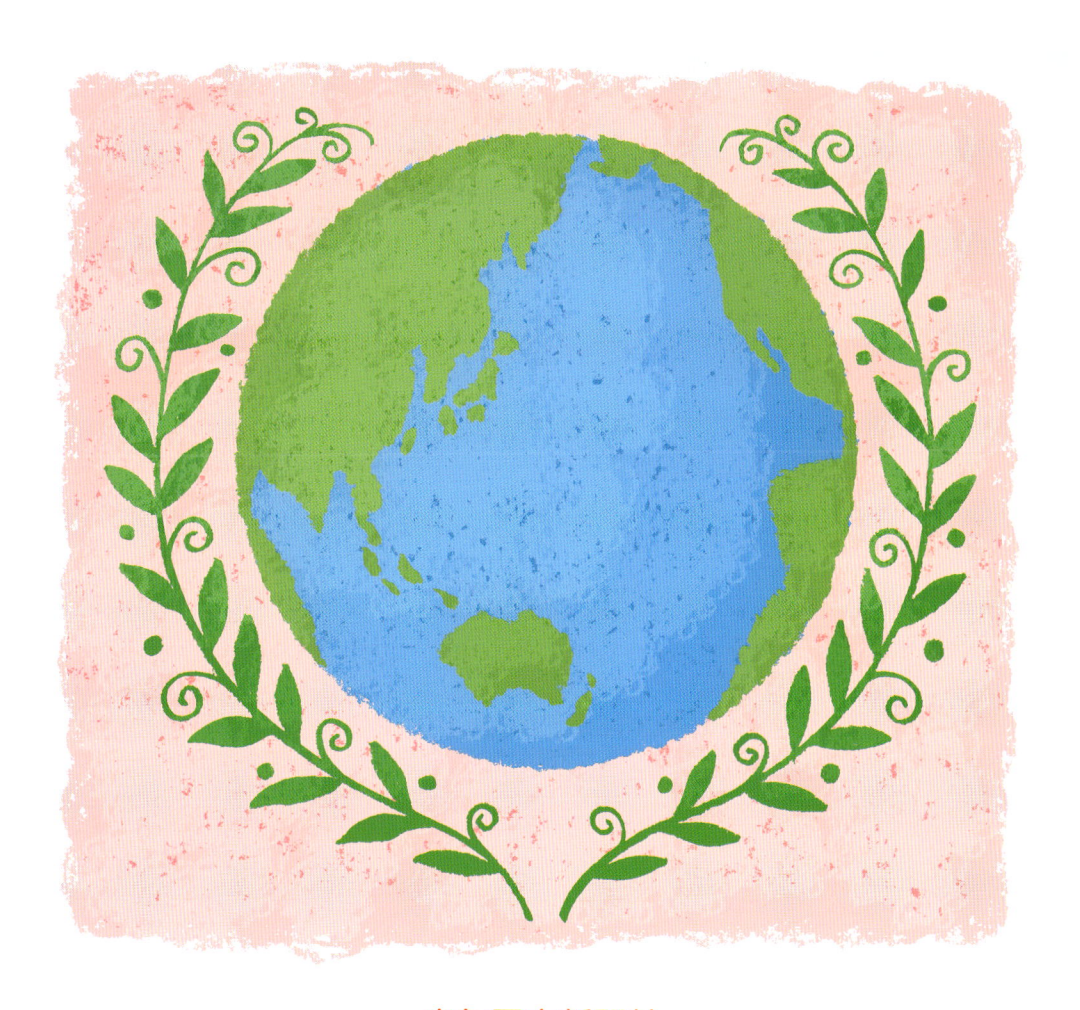

少年写真新聞社

目次

ごあいさつ（林　謙治）……………………………………………………………… 4

序章　学校教育でのHPV感染予防教育の必要性（佐藤　武幸）………… 7

1　学校教育でのHPV感染予防教育の必要性 …………………………………… 9
1. 初交年齢の若年化 ………………………………………………………………… 9
2. 健康教育の視点から性教育を考える …………………………………………… 10
3. 子ども達に正しい情報提供を行う ……………………………………………… 11

2　子どもの権利条約と自己決定権 ……………………………………………… 12
1. 子ども達が健康に成長する権利 ………………………………………………… 12
2. 子ども達が将来、健康被害を受けることがないように ……………………… 14
3. 初交年齢の引き上げは教育界の課題 …………………………………………… 15

1章　HPVとHPVワクチンについて（佐藤　武幸）……………… 17

1　HPVウイルスについて ………………………………………………………… 18
1. HPVとはどのようなウイルスなのか ― 感染経路は人から人へ …………… 18
2. 感染の証明 ………………………………………………………………………… 20
3. HPVの種類 ………………………………………………………………………… 20
4. 低リスク型HPVと高リスク型HPV …………………………………………… 22
5. HPVが今、どうして問題になるのか …………………………………………… 23
6. HPVは体のどこに感染するのか ………………………………………………… 23
7. HPVによる発がん ………………………………………………………………… 26
8. HPV感染と発症の関係 …………………………………………………………… 27

2　HPVワクチン …………………………………………………………………… 28
1. HPVワクチンとはどういうものか（4価ワクチンと2価ワクチン）………… 28
2. HPVワクチンは本当に効果があるのか ………………………………………… 31
3. HPVワクチン接種の効果的な年齢 ……………………………………………… 32
4. HPVワクチンを成人、既婚者、男性が接種しても予防効果があるのか …… 33
5. 副反応の心配はないのか ………………………………………………………… 33
6. HPVのワクチンの費用と現在の負担者の位置づけ …………………………… 34
7. HPVワクチンの諸外国の普及状況について …………………………………… 35
8. 我が国での今後の課題 …………………………………………………………… 36

2章　子宮頸がん（家坂　清子）……………………………………… 37

1　子宮頸がんについて …………………………………………………………… 38
子宮頸がんの種類 …………………………………………………………………… 40

2	子宮頸がんの好発年齢	41
3	子宮頸がんとHPV感染	42
	高リスク型に分類される発がん性のHPV	43
4	HPV感染から子宮頸がん発症まで	43
	軽度異形成と高度異形成	44
5	子宮頸がんの治療と女性の生涯	45
6	子宮頸がんの予防	48
7	尖圭コンジローマとHPV感染	51
8	HPVワクチン	52
	1. ワクチンの効果	52
	2. ワクチン接種年齢	53
	3. ワクチンの接種方法	54
	4. 副反応	55
9	性感染への偏見をめぐって	55
	さいごに	56

3章　HPV感染でおこる皮膚病：治療と対策 (三石　剛) ……… 57

1	HPVは皮膚にどのように感染していぼを作るのか	58
	1. HPV感染でおこる皮膚病にはどのようなものがあるのか	60
	2. いぼの治療にはどのようなものがあるのか	60
2	HPV感染でおこる皮膚病と治療	60
	1. 尋常性疣贅（いぼ）	60
	2. 扁平疣贅（いぼ）	62
	3. 尖圭コンジローマ	64
	4. 予防と対策	66
	性教育に精通した専門家の性教育の重要性	66
	HPVワクチンの接種	67
	5. パートナーへの対策	67
3	HPV感染でおこる皮膚がん	68
	1. 指のボーエン病、ボーエン様丘疹症（BP）、紅色肥厚症	68
	2. 疣贅状表皮発育異常症（EV）	70
	さいごに	71

ごあいさつ

監修者　林　謙治　国立保健医療科学院　院長
　　　　　　　　　日本思春期学会　理事長

　40年前に医学生として習った病理学の知識ではがんは増殖性の悪性腫瘍の1つのカテゴリーであり、一方、感染症は微生物によって引きおこされる病気であるということから両者はまったく別物というのが常識でした。その後医学の進歩により、がんのなかでも細菌やウイルスの感染によって発症するものがあることがわかってきました。いわば医学の常識がひっくり返ったといってもよいほどのパラダイムシフトといえましょう。その典型的な例がここでご紹介するHPV（ヒトパピローマウイルス）感染による子宮頸がんの発症です。ウイルス感染ということになれば誰でもワクチン開発による予防に期待するわけですが、それがとうとう現実となり、予防接種が推進される時代となったのです。

　HPV感染は性行為と関連することが知られています。近年、性行動の若年化から考えると予防対策は思春期もしくはそれ以前に講じる必要があります。性行為が将来重篤な病気に結びつく可能性があることを思春期の子ども達にしっかり伝えることは当然のことであり、行政機関・学校をはじめ健康に携わる関係者、保護者も含めて社会全体が次世代への責任として受け止めなければなりません。平成23年度から国や多くの自治体は主として中学1年生から3年生を対象にHPVワクチン接種の補助金を計上しており、地域によっては自己負担がなくなることが報道されています。すでに多くの先進国において思春期の子ども達を対

象としたHPVワクチン接種を実施しており、日本政府は自治体および関連学術団体の協力のもとに国の政策として実行する運びとなりました。

　こうした動きのなかでマスメディアを通じて活発な報道がなされてきましたが、専門的な内容については簡単な説明だけでは学校現場や一般の人々にとって理解しにくい事柄が少なくないように見受けられます。期待される予防接種率を達成するには現場の認識が不可欠であります。日本思春期学会は平成22年に「HPVワクチンの普及に向けて（一人ひとりの理解のために・子どもの権利と学校での健康教育にあたって）」と題した報告書を発表しました。報告書は教育、啓発の観点から企画され、本書の執筆陣は同報告書の作成にあたった主要メンバーでもあります。学会報告書の主旨を生かしながら本書ではさらに豊富なイラストやボックス解説をまじえ、学校関係者ばかりでなく保護者をはじめ一般の方々にも理解していただけるよう高度の専門的内容をなるべくわかりやすいように工夫したつもりです。もちろん教育現場で参考資料として中学生に解説するときにも便利かと思われます。

　近年20〜30代女性の子宮頸がん死亡率が大きく増加しており、予防の手段が入手できるようになった時代にあたら若い命を失うのはいかにも残念です。われ

われ関係者一同はこのような事態が社会から消えて無くなることを切に願っております。そのためにも思春期の子ども達とともに一般の方々にもワクチンと子宮頸がん発症の関係について正しい知識と十分な理解が求められます。本書がその一助となれば幸いです。

　最後に本書の作製にあたって筆者をはじめ執筆者の方々にわかりやすい表現とは何かをたびたび助言していただき、また、終始暖かい励ましをくださった少年写真新聞社の松本美枝子氏に厚く御礼申し上げます。

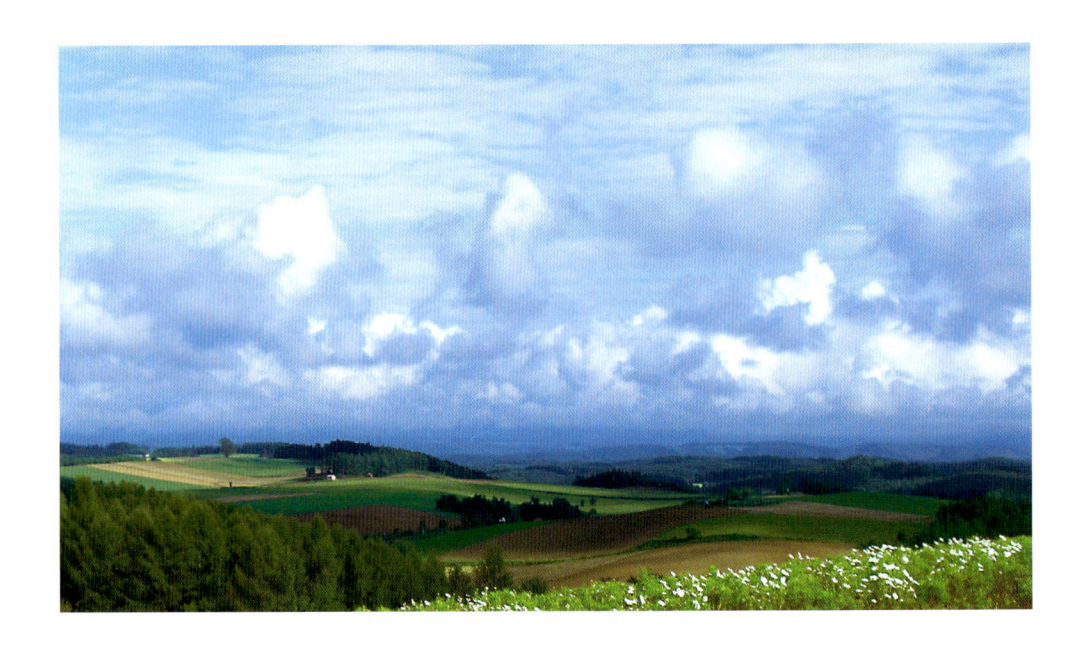

序章

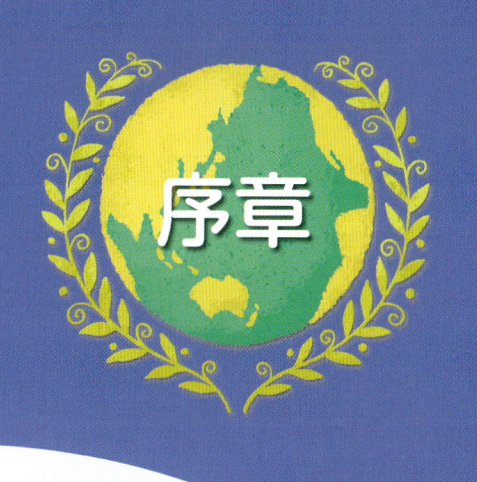

学校教育での
HPV感染予防教育の必要性

千葉大学医学部附属病院感染症管理治療部 部長・診療教授

佐藤 武幸

序章 ● 学校教育でのHPV感染予防教育の必要性

日本思春期学会HPV緊急プロジェクトからの提言：基本事項

★ 子どもの権利

01. 子ども達は、年齢や性別に関係なく自分の健康を守る権利があり、そのための情報は伝えられねばならない。その情報は成長する過程で自然に理解が深められる。

★ 身体的、精神的、社会的な健康被害の防止

02. 性感染（HPV感染）は、子ども達に将来の重大健康被害をもたらすことがある。

★ 正確な情報への理解

03. 情報は正確でなくてはならない。

04. 情報には、その中心となるキーワードが不可欠である。

05. 情報の中には、社会的な誤解が生じやすいものがあり、誤解が生ずる言動への注意と、性感染による健康被害への配慮の必要性も伝える。

06. 情報の理解には個人差があり、個人的なフォローが可能な教育体制が必要である。

★ 社会への啓発

07. 性感染への社会的偏見があれば、大人達に対しても、それらを除く啓発活動が必要である。

★ 社会環境の整備

08. 情報伝達は中心は教育機関となるが、家庭・社会全体で行われることが求められる。

09. 気軽に相談でき、かつ検査・治療も可能な医療体制の整備が必要である。

10. 若年世代の医療費は公費負担とする。

日本思春期学会ホームページ (http://www.adolescence.gr.jp/) 内の報告書「HPVワクチンの普及に向けて」を参照

序章 ● 学校教育でのHPV感染予防教育の必要性

1 学校教育でのHPV感染予防教育の必要性

1. 初交年齢の若年化

　HPV（Human papillomavirus：ヒト パピローマウイルス）は主に性交渉で感染します。図1で示すとおり子ども達の初交年齢の若年化が進んでいます。従って予防教育は性交渉がはじまる前に行われる必要があります。

　国立大学生を対象とした研究では、入学時は25％の経験者が、4年生では75％まで上昇します。それではいつ教育を行うのがよいのでしょうか。高校を卒業しますと、多くの人が社会人となっていきますので、教育の機会を得るのが困

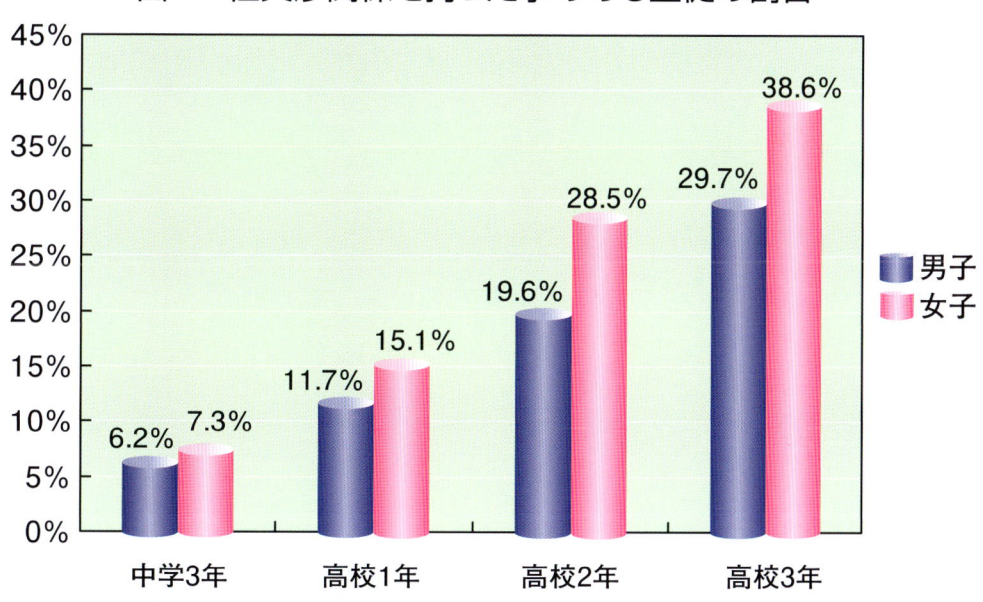

図1　性交渉関係を持った事のある生徒の割合

	中学3年	高校1年	高校2年	高校3年
男子	6.2%	11.7%	19.6%	29.7%
女子	7.3%	15.1%	28.5%	38.6%

全国高校生の生活・意識調査（全国高等学校PTA連合会2004）
厚労省HIV感染症の動向と予防モデルの開発・普及に関する社会疫学的研究班平成15年度報告書

（上記2報告を改変）

難となります。従って教育は高校卒業までに行われる必要がありますが、可能なら義務教育である中学3年までに行われることが求められます。また教育は繰り返し行われることが必要でしょう。

　一方で、子ども達への性の健康教育は、一部に「寝た子を起こす」との主張に代表されるように、健康教育が却って子ども達を刺激し、性交渉に至る子ども達を増やすのではないかとの主張があります。しかしこの中には、誰が、いつ、どこで教育するのかとの視点がぬけております。その象徴は、前述の国立大学生での性交経験率の急上昇に表れていると思います。

2. 健康教育の視点から性教育を考える

　さらに重要な点は、健康な高校生の性器クラミジア感染率が5〜10%に認められるという事実です。検討の規模は少なくなりますが、**本書の主題であるHPV感染は性器クラミジア感染の2倍と推定されています。**教育の遅れが、現実の健康被害となっています。

　子ども達は次項で述べられるように、健康に育つ権利を有しています。性の健康教育の在り方を、大人の論理の中で議論されるのではなく、子どもの健康を守るとの立場で議論される必要があります。

　従って、性教育を単独で取り上げるのではなく、健康教育という大きな視点から見直す必要があります。また性教育というと大人達がそれぞれ独自のイメージを持つため、いったん仕切り直しをする意味でも健康教育を基本として、その中で性に関する健康教育として捉え直される必要性を訴えたいと思います。子どもたちが健康に育つための医療知識を伝えるには、現行の保健教育では全く不足しています。健康教育は、従来の保健教育の発展を意味する象徴ともなります。

3. 子ども達に正しい情報提供を行う

　性教育に様々なイメージが存在する原因は、大人達に健康教育経験がないことが大きいのではないかと思われます。子ども達は大人達が想像する以上に柔軟に知識を吸収する能力を有しています。適切な情報が提供されると、その時は理解できなくても、年齢を経るに従い、自然にその内容を理解できるようになります。私達は、子ども達のその能力を信じて、情報提供を行う必要があります。

　一方で、子ども達にも個人差があることも忘れてはなりません。本来の性格もあるでしょうし、育った環境も様々でしょうから、画一的となってはいけないでしょう。基本は大切にしつつも、子ども達の多様性に対応できる教育環境の整備も求められます。

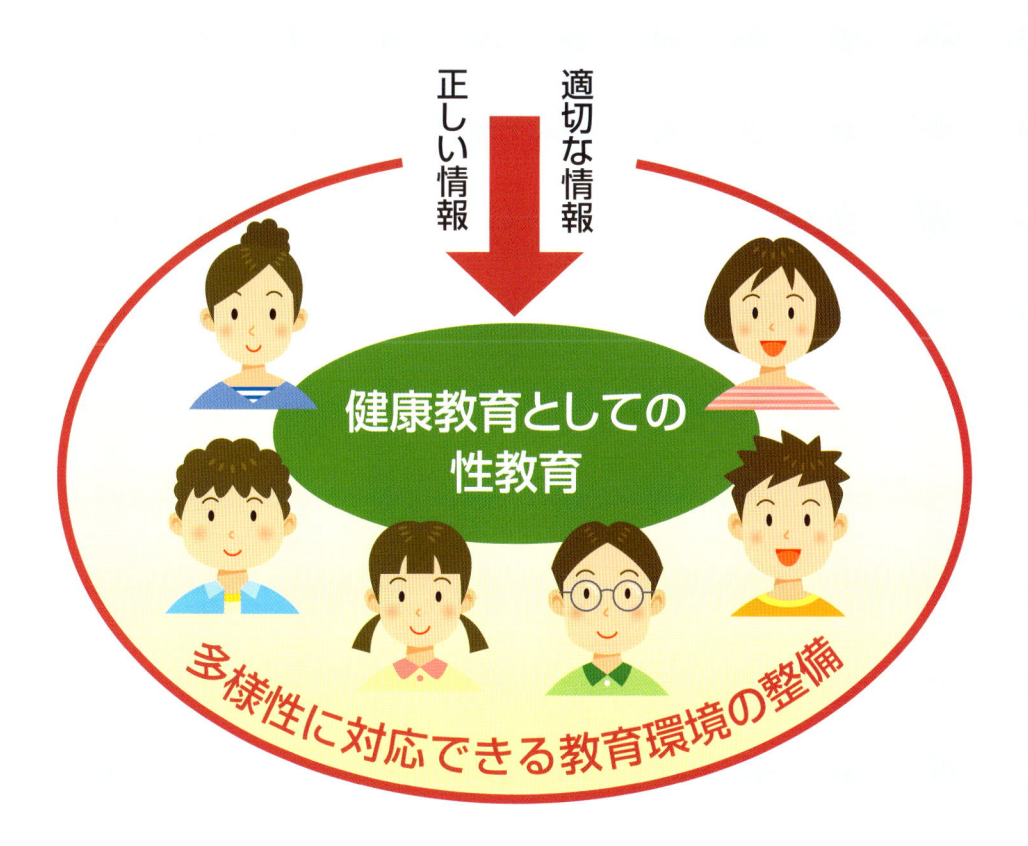

2 子どもの権利条約と自己決定権

1. 子ども達が健康に成長する権利

　子ども達は健康に育つ権利を有し、社会はそれを保障する義務があります。1989年に国連で採択され、わが国も1994年に国会にて批准をした「子どもの権利条約」は、子ども達が健康に成長する権利を定めています。国会での批准は、国内法に準ずると見なされるとのことです。性に関する健康教育は、様々な意見があることを認めなければなりません。しかし、根本となる子ども達が健康に成長することの保障を、最優先に考えて行くと、おのずから答えがでてくると思われます。そのためには、子ども達の前に、社会（大人）にこそ、性感染の実態を提示することが必要と思います。

　子どもの権利条約は、親などの保護者には子どもの能力の発達と一致する方法で指示や指導を行うこと（第5条）、子どもには自由に見解を表明する権利を保障しています（第12条）。民法での親権の規定は、主に経済上の援助を根底とされているとのことです。子どもの有する権利の全てに親権が及ぶとは考えられていません。

　法律解釈は、後から承認された法律ほど優先されるとのことです。優先される法律は、子どもの権利条約だけではありません。個人情報保護法では、個人は子どもも含み（年齢規定はありません）、第3者とは親も含みますので、親権の解釈の参考になるかと思います。法律ではありませんが、骨髄移植などでの臓器移植の同意、遺伝に関与する遺伝子検査の同意は15歳以上で認められています。民法においても、代諾養子（民法797条）、遺言能力（民法961条）は15歳以上に認められています。医師法においても、親の同意がないとの理由で簡単に診

序章 ● 学校教育でのHPV感染予防教育の必要性

療を拒否出来ないとされています (表1)。親との関係は重視する必要はありますが、一律的対応はすべきでないと思います。

表1 未成年者の自己決定権と親権

親権：
　　民法（5条）：診療契約には親の同意を必要（主に経済的理由など）
　　医師法：親の同意がないとの理由で簡単に診療を拒否出来ない
　　子どもの権利条約：子どもが健康に成長する保障、親および社会
　　　　　　　　　　　にはその責任。情報へのアクセス保障
　　個人情報保護法（23条1項）：本人に同意なく個人情報を第三者に
　　　　　　　　　　　　　　　提供しない。
　　　　　　　　（本人：未成年者を含む、第三者：親も含む）

自己決定権の保障（満15歳以上で保障）：
　　代諾養子（民法797条）
　　遺言能力（民法961条）
　　臓器提供の意思表明（健医発第1329号、平成9年10月8日）
　　遺伝子検査（厚生労働省などのガイドライン）

　上記の考えに従えば、高校生がHPVワクチン接種を希望して単独で受診した場合、本人の意向がはっきりと確認できるならば、親権者の同意がなくとも本人の同意のみでの接種は可能となります。ただし、費用が親から提供されている場合もありますから、カルテには親の同意の有無について記載しておく必要はあるかと思います。この場合HPVワクチン接種の有害性が極めて低い点と、有益性が明らかである点が前提となると思われます。中学生以下の場合は、現時点では親権者の同意も必要となるでしょうが、今後も議論の対象となるでしょう。

2. 子ども達が将来、健康被害を受けることがないように

　子どもが権利を行使するためには、情報が正確に提供され、それへのアクセスが容易でなければなりません。子どもの権利条約においても、情報へのアクセスは重要な点として強調されています。自分の力で考え、行動を決定する際には、全ての情報が正確に伝えられていなければなりません。最新の情報が知らされない段階で行われた自分の行為に対し、将来に、自分の健康被害という責任をとらなければならないとしたら、それはむしろ情報提供を怠った大人の責任ではないでしょうか。年齢あるいは個人により理解力に差があるでしょうが、基本的には子ども達は、与えられた情報を自分の成長の中で無理なく理解を深めていくものです。それこそ、教育分野に求められる健康教育の必要性でしょう。しかし、健康教育は学校教育のみに求められるのではなく、可能な限り社会全体でも様々な機会を利用して行われる必要があります。読者のそれぞれが、自分の分野で出来ることを考えていただければ幸いです。

　成人と大きく異なる点として、親権者の存在があります。 子どもの自立は年齢と共に進み、小学校の高学年には社会性を含めた自立が確立してきます。誤解が生ずる言動、感染者への配慮の必要性も、それを伝えることにより理解できます。情報を正確に伝えることにより、却って感染者への誤解に気付くことになる場合もあると思われます。さらに大人の社会には誤解があることを伝え、積極的に誤解を解く教育が必要となります。誰に話してよいのか、誰には話していけないのか、誰に相談したらよいかの判断もできてきます。この段階になりますと、提供される情報の範囲が広がっても、それに対応できる力が備わりますから、できる限りの情報提供が必要であることになります。

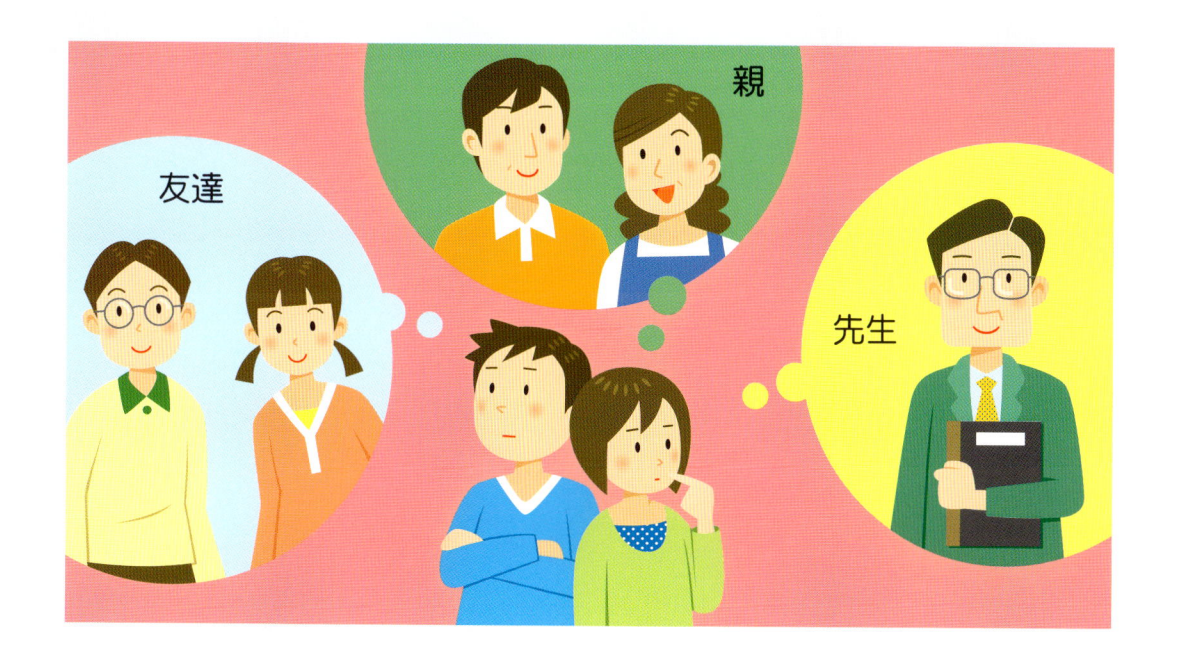

3. 初交年齢の引き上げは教育界の課題

　日本小児科学会から、2008年の3月号の学会誌で思春期の性感染に関連した提言が公開されました。その中では、思春期の性交渉は基本的に勧められないとされています。相互の同意の下での愛情を伴った性行為であっても、自分自身、パートナー、生まれるかもしれない子ども、さらには両親など周囲への影響に対して責任をとれない時期では、性交渉以外での交際を考えることを教える必要があります。別の表現をとれば、他人への思いやりの気持ちを持てる教育が必要となります。世界的にも初交年齢の引き上げが課題とされています。健康教育には、この点も含まれますが、どのようにしたら初交年齢を引き上げられるのかについては教育界の課題であると思います。

　しかし、実際には様々な現実があり、そこから逃れる方法を教える性の健康教育もやはり不可欠でしょう。避妊および性感染予防法、緊急避妊法、性交渉を求

序章 ● 学校教育でのHPV感染予防教育の必要性

める相手への断り方、性感染の実態、相談場所など伝えなければならない点は多くあります。学校、行政・保健所、地域、医療機関との連携が不可欠とも言えるでしょう。

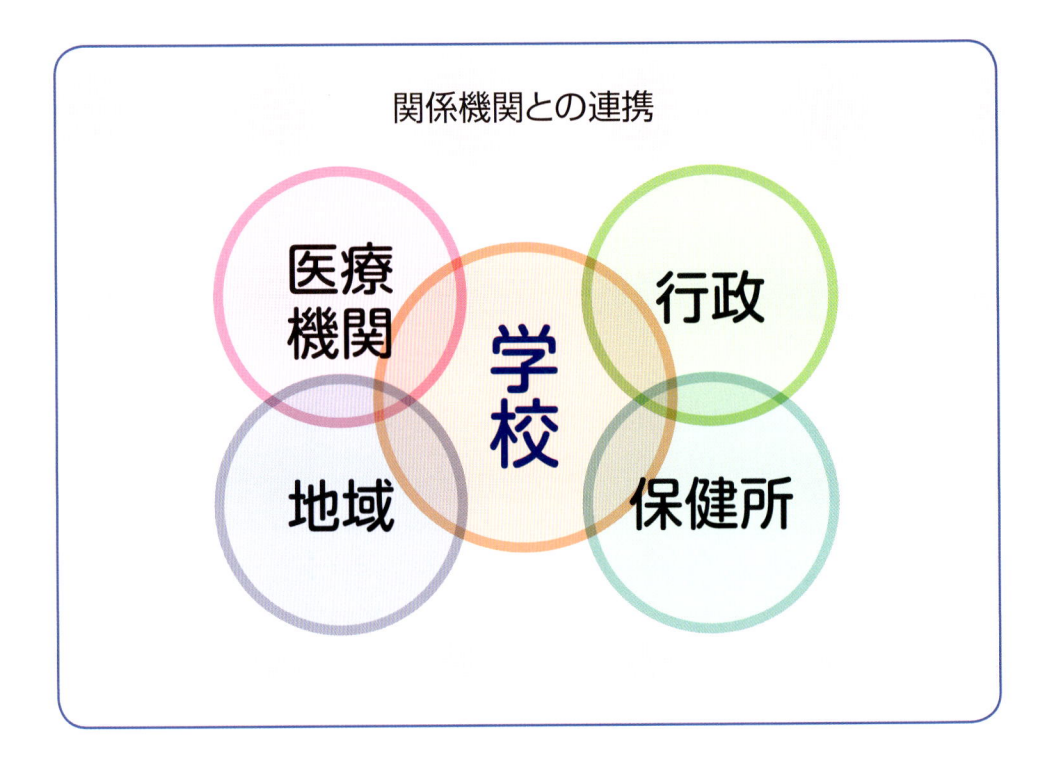

関係機関との連携

医療機関　学校　行政
地域　　　　　　保健所

1章

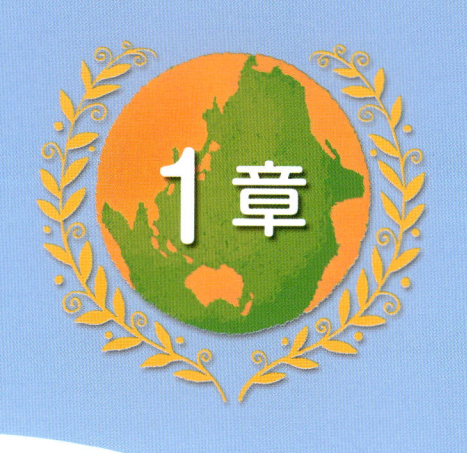

HPVと
HPVワクチンについて

千葉大学医学部附属病院感染症管理治療部 部長・診療教授
佐藤 武幸

1章 ●HPVとHPVワクチンについて

1 HPVウイルスについて

1. HPVとはどのようなウイルスなのか ― 感染経路は人から人へ

パピローマウイルスは小型のウイルスで様々な哺乳動物に感染しますが、それぞれに固有のパピローマウイルスが存在します（図2）。すなわちHPVは人のみに感染し、他の動物には感染しません。このことは重要な意味を持ち、例えば麻疹は人から人のみの感染で、他の動物とは相互感染しませんので、ワクチンにより撲滅も可能なウイルス疾患です。天然痘はその典型であり、人から人のみの感染であったため、1970年代に撲滅できたのです。

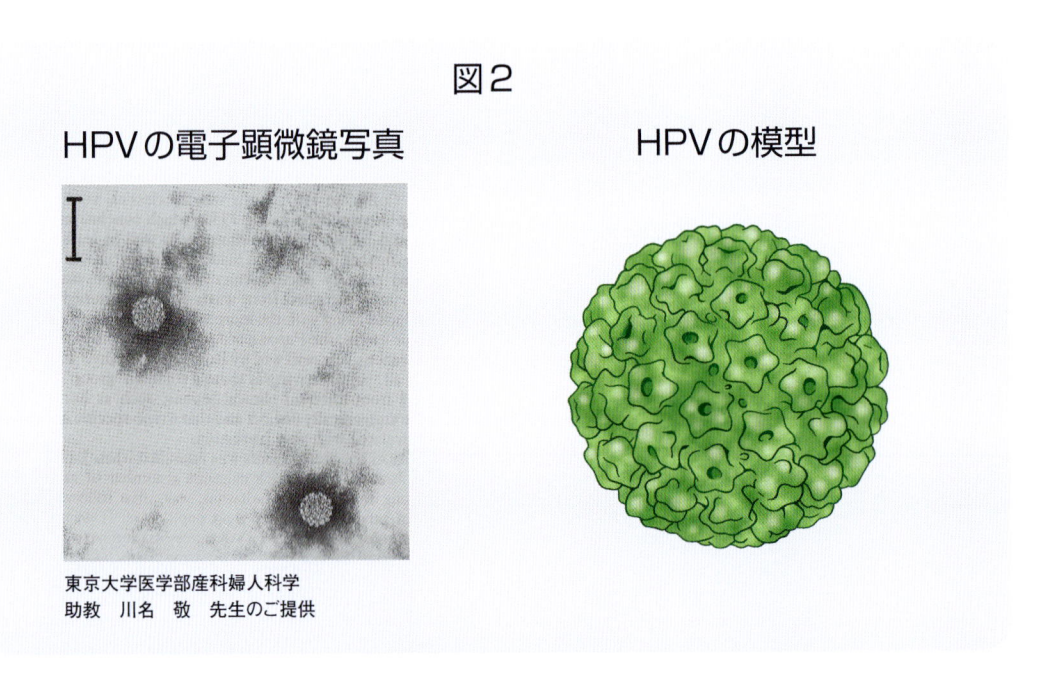

図2

HPVの電子顕微鏡写真　　HPVの模型

東京大学医学部産科婦人科学
助教　川名　敬　先生のご提供

ウイルスは細胞に寄生しますので、体外に出たウイルスが環境表面で長く生存することはありません。また健康皮膚から体内に入り込むこともありません。従って感染はほとんどが、損傷された皮膚ないし粘膜からであり、性交渉に伴う経路が最も多いと考えられています。性交渉には、オーラルセックスも含まれる事を

1章 ● HPVとHPVワクチンについて

忘れてはいけません。口腔内は目に見えない傷も多く、また網内系と称される細胞も多く存在し、そこが感染源となるからです。稀ですが環境表面から感染することもあります。また、出生時の母子感染が持続感染または潜伏感染となっている場合も推定されます。

HPVは損傷された皮膚・粘膜より深部に侵入し基底層に感染が成立します(図3)。
　感染後1～2年間はウイルスの増殖は盛んであり、ウイルスも検出されますが、多くの人（90％程度）では2年程度以内にウイルス増殖は減少し、ついには検出不能となります。しかし、ウイルスが完全に消失したのではなく、基底細胞の核内に活発な増殖を繰り返すことなく潜伏し続けるとの考えが強くなってきています。この点はHPVワクチンの効果と密接に関係してきますので重要な点です。

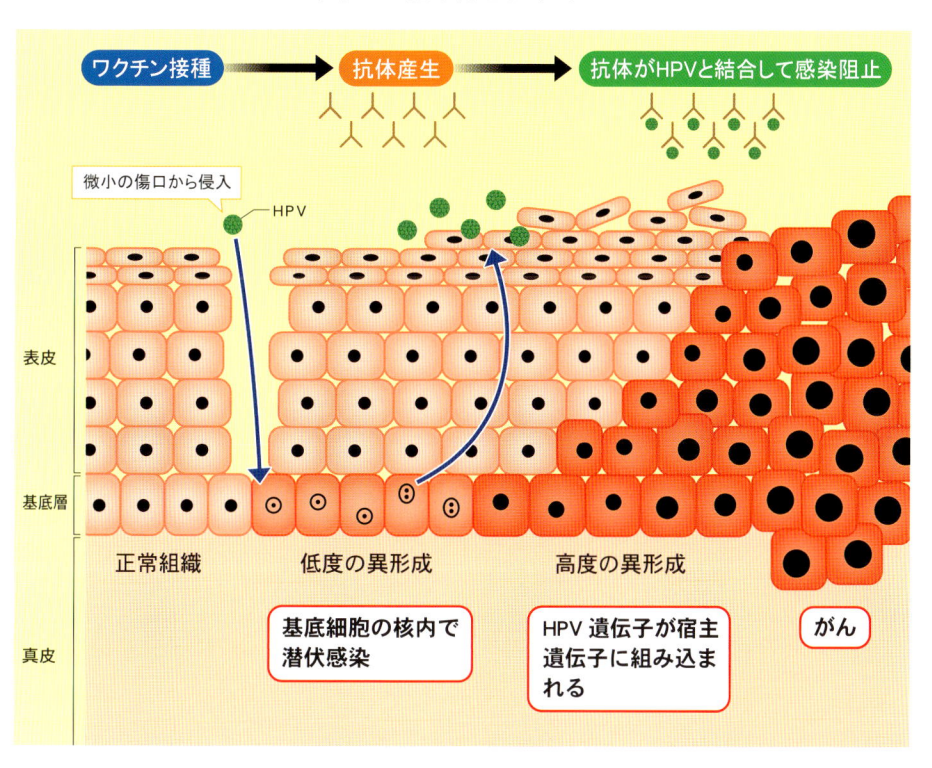

図3　感染とワクチン

2. 感染の証明

　感染の証明は、感染部位からのウイルス抗原の検出と、血液中の抗体測定の2つがあります。後者の抗体測定は、研究室レベルでのみ可能であり、一般的に利用は出来ません。これは、HPVを実験室で細胞に感染させる技術が確立されていないため、人工的にウイルス抗原を発現させた系を利用せざるを得ない点が大きな原因となっているのです。前者のウイルス抗原検査は、採取した検体を、遺伝子増幅技術を用いて、試験管の中で人工的に増やす方法が利用されます。キット化された製品も販売されており、大手の民間検査会社に依頼することにより測定可能です。しかし、治療法が確立されていませんので、安易な検査は慎むべきであり、十分なインフォームド・コンセントが必要となり、倫理的配慮が求められます。現状では、子宮がん検診に伴った場合以外での、臨床現場での検査は慎重であるべきと思われます。

3. HPVの種類

　HPVは、150種以上の型がありますが、臨床上は疣贅（いぼ・尖圭コンジローマ）の原因となる6、11型などの20種ほどの低リスク型と、子宮頸がんなどのがんに発展する16、18型などの15種ほどの高リスク型に大別されます（表2）。HPVはほとんどが不顕感染であり、最も頻度が高いとされていた性器クラミジア感染（症）より多く感染が認められます。特に若年者での検出率が高く、この層が10年ほど遅れて子宮頸がんとして発症するのです（図4）。

1章 ● HPVとHPVワクチンについて

表2　ヒトパピローマウイルス（HPV）と性器関連がん

性感染に関連するHPV型（全体では150種以上）
- **低リスク型（6、11型など約20種）**
  - 疣贅（いぼ・尖圭コンジローマ）、再発性呼吸器乳頭腫症
- **ハイリスク型（16、18型など約15種）**
  - 子宮頸がん、陰茎がん、肛門がん等

子宮頸がん
世界：年間500,000人が診断、300,000人が死亡
日本：年間15,000人が発症、3,500人が死亡

陰茎がん、肛門がん、外陰/腟がん（米国における報告）
　子宮頸がん：9,000例/年、外陰/腟がん：6,000例/年
　肛門がん：1,500例/年、　陰茎がん：1,500例/年

図4　健康女性でのHPVの年齢別検出頻度（日本）
（検診にて細胞診正常者）

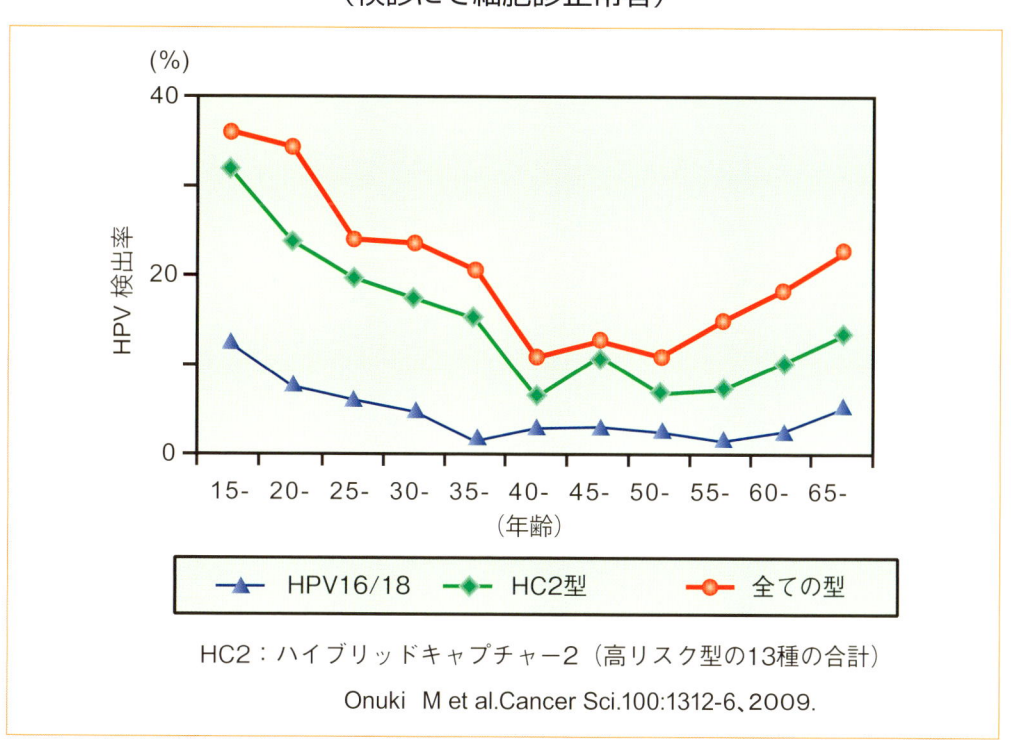

HC2：ハイブリッドキャプチャー2（高リスク型の13種の合計）
Onuki M et al.Cancer Sci.100:1312-6、2009.

4. 低リスク型HPVと高リスク型HPV

　低リスク型HPVは頻度的には尖圭コンジローマが最も多い症状ですが、詳細は3章で詳しく述べられます。ここでは、頻度は稀ですが、気道の再発性呼吸器乳頭腫症（RRP）を簡単に解説します。難治性で繰り返しの手術が必要であり、時には致命的となる重要な臨床像です。先天性感染である若年型と後天性に大別されます。カナダでの検討では発症率で14歳以下の小児の10万人当たり年間0.24（年齢ピークは2〜4歳）、有病率で小児の10万人当たり1.11となっており、継続的な検討が必要と報告されています。多くの症例で10回以上の手術が余儀なくされ、致命的となる場合もあり、欧米では医療経済上でも問題となっています。日本での実態は不明であり、HPVワクチンが実用化される中で、低リスク型HPVへの対応の資料として、日本での集計が今後必要になると思われます。

　高リスク型HPVは子宮頸がんおよびその他の性器関連がんの原因となります。子宮頸がんは日本においても年間15,000名が発症し、3,500名が死亡しているとされています。20〜30歳代の女性の子宮頸がんが最近の10年で約2倍と増加しており、性行動の若年化が背景として考えられています。米国での統計ではHPV関連の陰茎がん・肛門がんなどがそれぞれ子宮頸がんの1/10以下ですが発症しており、男性でも考慮される必要があります（表2）。

　HPVには特異的治療薬はなく、子宮がん検診による早期発見とワクチンによる感染予防が求められます。この点については、2章の子宮頸がんの項で述べられます。

1章 ●HPVとHPVワクチンについて

5. HPVが今、どうして問題になるのか

　2008年に子宮頸がん組織より、HPVを証明し、HPVが発がんの原因であるとの発見をしたzur Hausen（ツール・ハウゼン）博士がノーベル医学・生理学賞を受賞されました。この理由の重要な要素として、HPVワクチンが実用化されるなど医療への具体的な貢献が明らかとなったことが理由とあげられるかと思います。また、HIV（後天性免疫不全ウイルス）感染、性器クラミジアなどの性感染への啓発も含めた、健康教育の推進が緊急の課題になってきている時期にも相当するのかと思われます。

　HPVは中学・高校の教科書にも記載がなく、社会的にも一部の人の間でのみ話題になっていたのが現実でした。本来国民の健康問題の中でも重要な疾患であったにも関わらず、今回HPVワクチンの開発によって、はじめて社会の関心が得られるようになったのが現実です。

　HPVワクチンの普及には、健康教育の推進と連携した展開が不可欠であり、本書をきっかけにHPV感染さらには他の性感染も含めた、子どもの健康についての見識が広がることを願っています。

6. HPVは体のどこに感染するのか

　HPVは損傷された皮膚・粘膜から感染し皮膚の最下層の基底膜の細胞に潜みます。感染後しばらくは、ウイルス増殖は活性化されていますが、1～2年の間に多くの人ではウイルス増殖は抑制され、基底細胞に潜伏します。従って多くは感染した部位に限局して存在するため、感染の拡大には、性交渉などで物理的にウイルスを上向性に拡大したり、粘液などが下流に流され下流域に拡大するなどが必要となります。基本的には健康皮膚・粘膜には感染しませんので、侵入部位に傷などの破たん箇所が存在することが前提となります。

1章 ● HPVとHPVワクチンについて

　子宮頸部のHPV感染は、HIV感染と異なりコンドームを100％装着しても、感染率は下げることはありますが、100％予防できないことは（コンドームで予防できるのは70％程度との研究があります）、腟口付近の感染が性交渉により物理的に押し込められた可能性も示唆しています。

　すなわち、感染部位は、母子感染・環境からの感染を含めて皮膚全域、および図5に示された臓器に感染します。肺、食道などの感染は、オーラルセックスによる咽頭感染が下流に拡大した可能性が考えられますが、乳がん、膀胱がん、結腸がんなどでの機序は不明であり、検証が必要と思われます。肛門・直腸などは、オーラルセックス、肛門性交が原因と考えられています。

1章 ● HPVとHPVワクチンについて

図5

HPVと性器関連がん

- 低リスク型（6、11型など約20種）
  疣贅（いぼ・尖圭コンジローマ）
  再発性呼吸器乳頭腫症

- 高リスク型（16、18型など約15種）
  子宮頸がん、陰茎がん、
  肛門がん等

性器以外のHPV関連がん

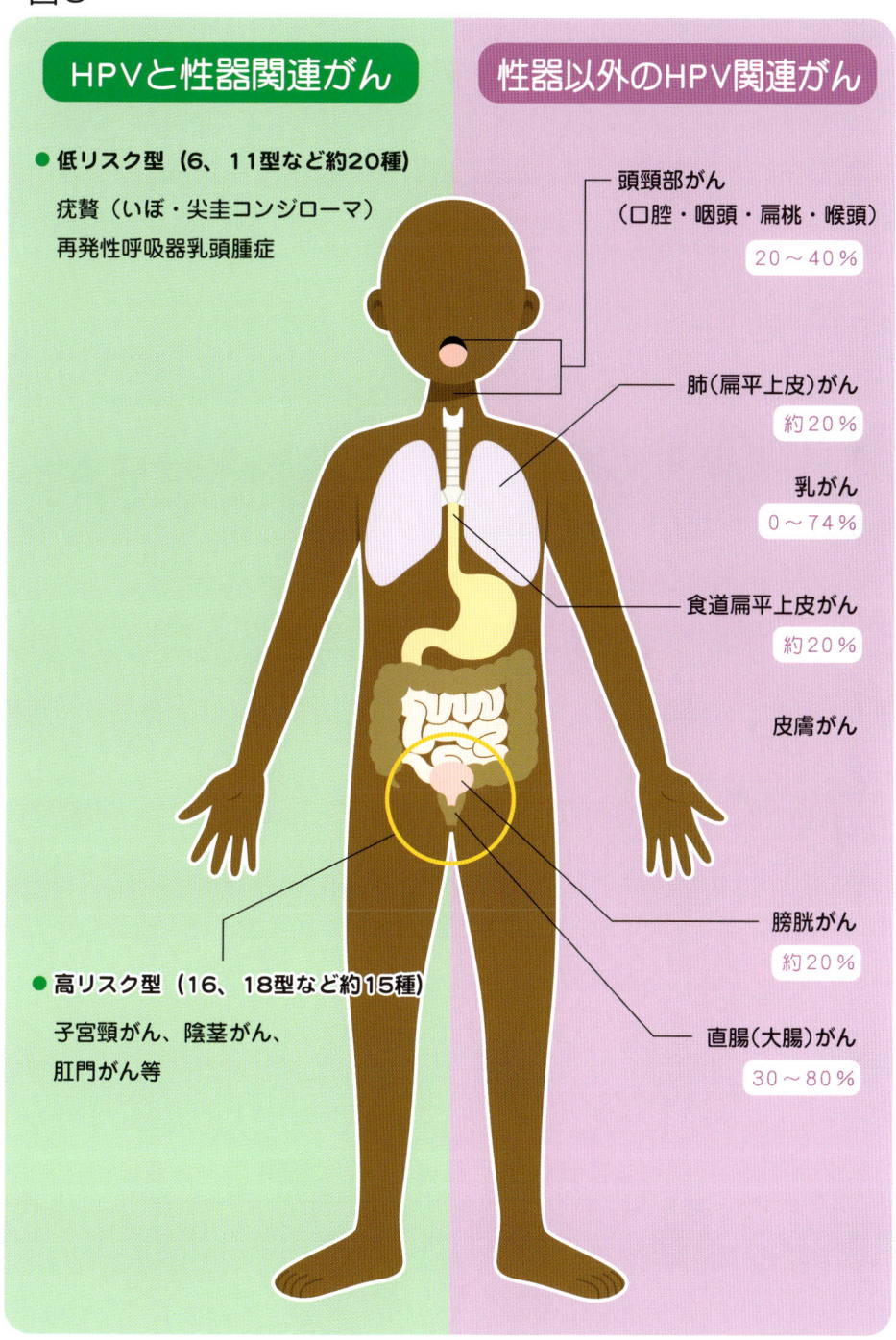

- 頭頸部がん（口腔・咽頭・扁桃・喉頭） 20〜40%
- 肺（扁平上皮）がん 約20%
- 乳がん 0〜74%
- 食道扁平上皮がん 約20%
- 皮膚がん
- 膀胱がん 約20%
- 直腸（大腸）がん 30〜80%

Dayyani et al. Head & Neck Oncology 2:15, 2010およびIoannis N. et al. Pathl. Oncol. Res. On line:18 July 2010の2編の総説を参考にまとめた。
カッコ内はHPVの関与の比率であるが、報告により差があり、あくまで概算。

7. HPVによる発がん

　HPV遺伝子は、概略するとウイルス外膜に関連するL1,2と発がんと関連するE6,7などを有します。後2者は、共に人の細胞の遺伝子の中に入り込み、共に細胞のがん化を防いでいるがん抑制遺伝子の働きを阻害し、感染した細胞の増殖調節を狂わせ、がん細胞へと変化させます。

　発がんに関わる研究は、1974年のzur Hausen（ツール・ハウゼン）博士の論文にまでさかのぼります。その後、子宮頸がんよりのHPV検出に至り、同博士はその功績により、2008年にノーベル賞を受賞したことは前述のとおりです。

　図5に示した臓器に高リスク型が感染すると、同部にがんが発生します。皮膚がんについては3章で解説されますので、ここではその他のがんについて解説します（表2、3）。陰茎・肛門がんは前述の様にそれぞれ子宮頸がんの1/10以下の発症と推定されます。直腸がんは下部ほどHPVの関与が推定され、最大80％程度の関与を示す報告もあります。さらに上部の結腸となるとHPVの関与は少なくなると推察されます。口腔・咽頭・喉頭部のがんは20〜40％の関与が報告されています。感染経路として、オーラルセックスが考えられ、かつがん組織からHPVが検出される患者では、HPVが検出されない患者と比べ、放射線療法・化学療法への反応がよく、明らかに一群を形成しており、HPVの発がんへの関与が示されています。肺がんや食道がんも複数の報告を総合すると20％程度がHPV関連と推定されます。口腔・咽頭・喉頭の下流に当たりますので、確定は出来ませんが可能性はあります。乳がん、膀胱がんはそれぞれ20％程度の関与を示す報告が複数ありますが、感染部位は上流に相当しますので、今後の検討が必要と思われます。子宮頸がんは100％近くがHPV関連と考えられています。しかし、これらのがん全体の発症数は子宮頸がんを大きく上回りますので、その他のがんでのHPV関与の率は低いのですが、HPVが関与するがんの総数は子宮頸がんを上回るかもしれません。

表3 性器以外のHPV関連がん

頭頸部がん（口腔・咽頭・扁桃・喉頭） 　HPV関連がんは他のがんと比し治療成績がよい	20〜40%
直腸（大腸）がん	30〜80%
食道扁平上皮がん	約20%
肺（扁平上皮）がん	約20%
膀胱がん	約20%
乳がん	0〜74%
皮膚がん	

Dayyani et al. Head & Neck Oncology 2:15,2010およびIoannis N. et al. Pathl. Oncol.Res. On line:18 July 2010の2編の総説を参考にまとめた。
カッコ内はHPVの関与の比率であるが、報告により差があり、あくまで概数。

8. HPV感染と発症の関係

　HPVはほとんどが潜伏感染で経過し、多くの人で発症の無いまま一生を終ると考えられます。しかし、一部の人ではウイルスの活性化は持続し発症へと導かれますが、そのメカニズムは十分に解明されていません。発がんに至る過程は1〜2個の要因で起こるのではなく、複数の過程が必要となるのです。エイズなどの免疫不全の人では発症率が高くなることは示されていますので、免疫が関連することは確かなようです。その他の環境因子については後述されます。

1章 ● HPVとHPVワクチンについて

2 HPVワクチン

1. HPVワクチンとはどういうものか（4価ワクチンと2価ワクチン）

　中身のない外膜だけから成る人工のウイルス様粒子を作成し、ワクチンとしたものです。具体的には、HPVの外膜蛋白をコードするL1遺伝子を、ベクターの酵母または昆虫バキュロウイルス遺伝子に組み込んだ外膜のみから成るウイルス様粒子を抗原とするワクチンです（図6）。

　メルク社は世界で最初に**子宮頸がんとの関連のある高リスク型の16および18**

図6

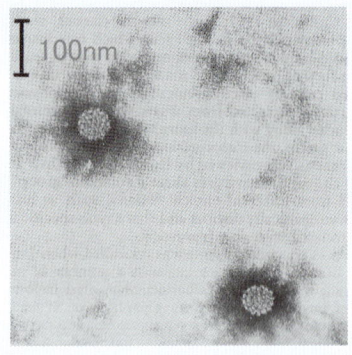

HPV電子顕微鏡写真　　　　　HPVワクチン　ウイルス様粒子

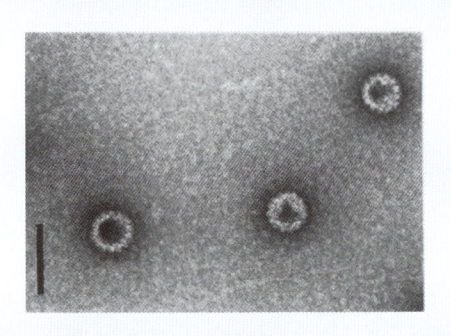

100nm

東京大学医学部産科婦人科学　助教　川名　敬　先生のご提供

型と尖圭コンジローマと関連する低リスク型の6および11の型の合計4種に対する4価HPVワクチン（ガーダシル）を開発しました。認可のための臨床試験では、これらの型に対してはほぼ100％近い有効性が示されましたので、米国は2006年6月に緊急認可しました。対象は性行動が活発化する前の9歳から26歳の女性です。尖圭コンジローマと関連する型は感染妊婦からの先天感染防止

1章 ●HPVとHPVワクチンについて

が主たる目的でした。**続いてグラクソ・スミスクライン社により16および18型に対する2価HPVワクチン（サーバリックス）が発売されました。**世界では上記2種の高リスク型を原因とする子宮頸がんは約80%を占めていますが、日本ではこれより低値で70%程度と推定されています。しかし、16、18型以外の型とも交差があり、その他の型の一部にも効果が期待できる可能性はあります。

　世界的には先に開発されたのは4価HPVワクチンですが、日本では発売が遅れ、2価HPVワクチンが先に2009年12月に発売となりました。4価HPVワクチンも2011年の早い時期の承認が予想されています（表4）。

表4　HPVワクチン

メルク社（Gardasil: ガーダシル）
　4価ワクチン（低リスク型（6、11型）、高リスク型（16、18型））
　2006年6月米国FDAにて緊急認可
　120か国の承認（2010年4月現在）
　対象：9歳〜26歳女性（主に11〜12歳女児）
　日本：2007年承認申請（2011年の早い時期の承認予想）

グラクソ・スミスクライン社（Cervarix：サーバリックス）
　2価ワクチン（高リスク型（16、18型））
　2009年米国FDA認可
　106か国の承認（2010年2月現在）
　対象：10歳〜45歳（日本では上限なし）
　日本：2009年12月発売

　それぞれに1長1短があり、どちらを選択するのかは、接種者本人の選択が求められます。接種者本人に選択を求めるのは酷であり、医療側が提示すべきであるとの意見もありますが、以下に述べるように未知数の部分が多くあり、個別の

1章 ● HPVとHPVワクチンについて

　相談での示唆は与えられる場合はあるかと思いますが、基本的に医療側が選択する根拠も乏しく、可能な限りの情報を伝えると同時に医療の限界すなわち医療側では判断困難であることを正直に伝えて理解を求めるしかないと考えられます。医療の進歩が急速に進む中で、十分なエビデンスが得られない段階で臨床適応となることが今後も増加するのは必須ですので、選択に苦しむ事態は続くと思われます。医療が謙虚になるべき部分を認識し、インフォームド・コンセントに基づいた医療の推進の試金石のひとつでもあると思われます。

　2価HPVワクチンの利点は、すでに発売されており直ちに接種を希望する人への有用性、発売価格の確定、接種後の抗体価が4価HPVワクチンと比べて高値（ただし、測定系の違いなどもあり、単純比較出来ない面もある）などでしょう。ただし、抗体価については、臨床効果では両者に差は認められず、現状では直ちに問題にはなりません。しかし、将来の追加接種の必要性に差が出る可能性はあります。

　4価HPVワクチンの利点は、低リスク型の2価が追加されている、局所反応などの有害事象が2価ワクチンと比較して少ないなどがあげられます。しかし、前述のとおり2011年の早い時期の承認が予想されてはおりますが、発売までは価格も未定であるなど未確定要素が残ります。

　メルク社は従来の4価に加えて高リスク型の5価を加えた9価ワクチンの臨床試験を開始していますが、発売までには年余が必要であり、現時点では現状の2製品からの選択になると思われますが、将来の接種予定者への可能な限りの情報提供は必要と考えられます。

2. HPVワクチンは本当に効果があるのか

　目的とする型の感染はほぼ100％予防すると期待されています。日本では、16、18型が子宮頸がんの約70％に、6、11型が尖圭コンジローマの約90％に関与していると推定されています。従って逆からみると、接種者の30％の人には子宮頸がんは予防出来ないとのことになります。誰がその30％に入るのかは事前に分かりませんので、ワクチンの過大評価は慎む必要があり、健康教育と子宮がん検診が必要になります。低リスク型の6、11型は感染妊婦からの先天感染予防（再発性呼吸器乳頭腫症）も目的とされています。

　接種後の効果は、ウイルス中和抗体・ウイルス検出・子宮頸部異形成などで判定され、有用性は確認され、ワクチンに含まれる型に対してはほぼ100％に感染予防効果が認められています。中和抗体は自然感染と比べてはるかに高い抗体価を得られ、6～8年間の検討では、十分な抗体価が維持されています。しかし、徐々に低下はしており、将来追加接種が必要となる可能性があります。一方、感染予防となる最低ラインの抗体価は検討課題の段階であり、継続的な研究が必要とされます。

　最近、ワクチン接種開始後に28歳未満の尖圭コンジローマが減少したとの疫学データの発表がありました。発がんまで時間を有するため、子宮頸がんなどへの効果が判明するまでには、しばらく時間が必要ですが、開発時の治験で示された良好な感染防止効果と異形成への効果より、近いうちには具体的効果が発表されると思われます。

1章●HPVとHPVワクチンについて

3. HPVワクチン接種の効果的な年齢

　今までの検討では、既に感染している人への効果は低くなっています。従って、確実に感染の少ない性交渉開始以前の子ども達への接種が最も有効となり、世界的に11〜13歳位を主たる対象者としています。しかし、それ以上であっても性交渉開始前であれば、当然有効です。11〜13歳になりますと、子ども達の自立は進み、社会性もでてきますので、可能な限りの情報が提供された健康教育が出来れば、誤解、偏見なく理解が出来るはずですので、子ども達には出来る限りの説明をした後に接種する必要があります。

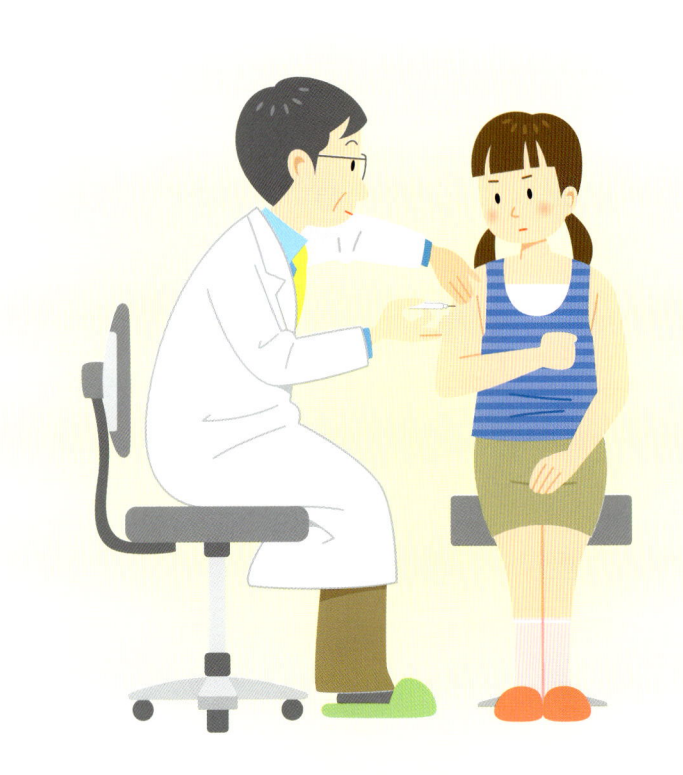

4. HPVワクチンを成人、既婚者、男性が接種しても予防効果があるのか

　成人・既婚者であっても、感染していないか、感染していてもワクチンに含まれる型に感染していない可能性がありますので、ワクチンが有効となる可能性はあります。しかし、既に感染した型への効果は期待薄となりますので、パートナーが特定である場合は、高齢者への接種効果は低下すると考えられます。従って現時点では年齢の上限が示されています（29頁 表4）。日本では先行の2価ワクチンでは上限が示されていませんが、上記を考慮して各自の判断で接種をすることになります。ただし、パートナーが変わった場合は、接種を考慮してもよいかもしれません。

　米国は2009年秋に4価HPVワクチンについて、尖圭コンジローマへの有用性より男性への接種を認可しました。今後男性でも罹患するHPV関連がんの実態が明らかになると思われ、男性への接種の必要性が示されて行くと思われます。男性への接種は女性への感染防止にもなる点も考慮されるべきと思われます。

5. 副反応の心配はないのか

　副反応は局所症状が主であり、重大な副反応は現時点では非常に少ないとされています。原因としては、ウイルス様粒子関連と添加物（免疫力を高めるためのアジュバントなど）が考えられますが、どちらが原因なのかの特定は困難です。主な副反応は、発赤・腫脹などの局所症状が90％程度、疲労・筋痛・関節痛・発熱などの全身症状が60％程度とのことですが、全身症状については偽薬を用いたプラセボー群でもほぼ同様の訴えがあり、どこまでがワクチンが原因となっているのかは不明です。明らかであるのは、副反応により中止となった例は0.1％程度であったとのことであり、ワクチンの有用性がはるかにまさっていると言えるかと思われます。

1章 ●HPVとHPVワクチンについて

　副反応の救済は、「医薬品医療機器救済制度」で行われますが、任意接種となりますので、小児での定期接種での救済とは額が極端に低額となります。副反応救済の面からもHPVワクチンを定期接種に含める必要性があるのです。

6. HPVのワクチンの費用と現在の負担者の位置づけ

　開発にお金がかかっていますので、値段の高いワクチンとなっています。医療施設への納入額が1回分12,000円程度の様です。そこに各施設での費用が追加されますが、ワクチン接種は自由診療であり、価格の統一は法律違反となりますので、最終的な費用は施設により異なります。1回が15,000円程度とすると、半年間に3回の接種が必要ですので、合計45,000円程度が目安となるでしょう。

　この金額は、現在接種可能な他の予防接種と比べてはるかに高額となっています。費用は安ければ安いにこしたことはありませんが、世界レベルで考えると、先進国が費用負担をして、発展途上国でのワクチン接種推進に貢献する必要もあるとの点も忘れてはならないと思われます。

　先進国の多くの国では、接種費用の公費負担が拡大しています。日本は、この面でも大きく遅れ、子どもの健康に有益なワクチンが、任意接種として自己負担のままに置かれてきました。しかし、ようやく、日本においてもHPVワクチンのみでなく、インフルエンザ菌b型、肺炎球菌などを含めた全てのワクチンの公費負担をめざした運動が展開されており、早期実現を期待したいと思います。

1章 ● HPVとHPVワクチンについて

7. HPVワクチンの諸外国の普及状況について

　2価HPVワクチンは2010年2月5日現在106か国で発売されています（図7）。4価HPVワクチンは世界的には先行発売されていますので、2010年4月6日現在で120か国での発売となっています。2009年12月に日本で2価HPVワクチンが発売される前は、世界の主な国で発売されていない国は、唯一日本だったのですが、2価HPVワクチンが先行発売された稀な国でもあります。価格は概ね2価HPVワクチンが1〜2割安価となっているようですが、同額となっている国も一部にあります。

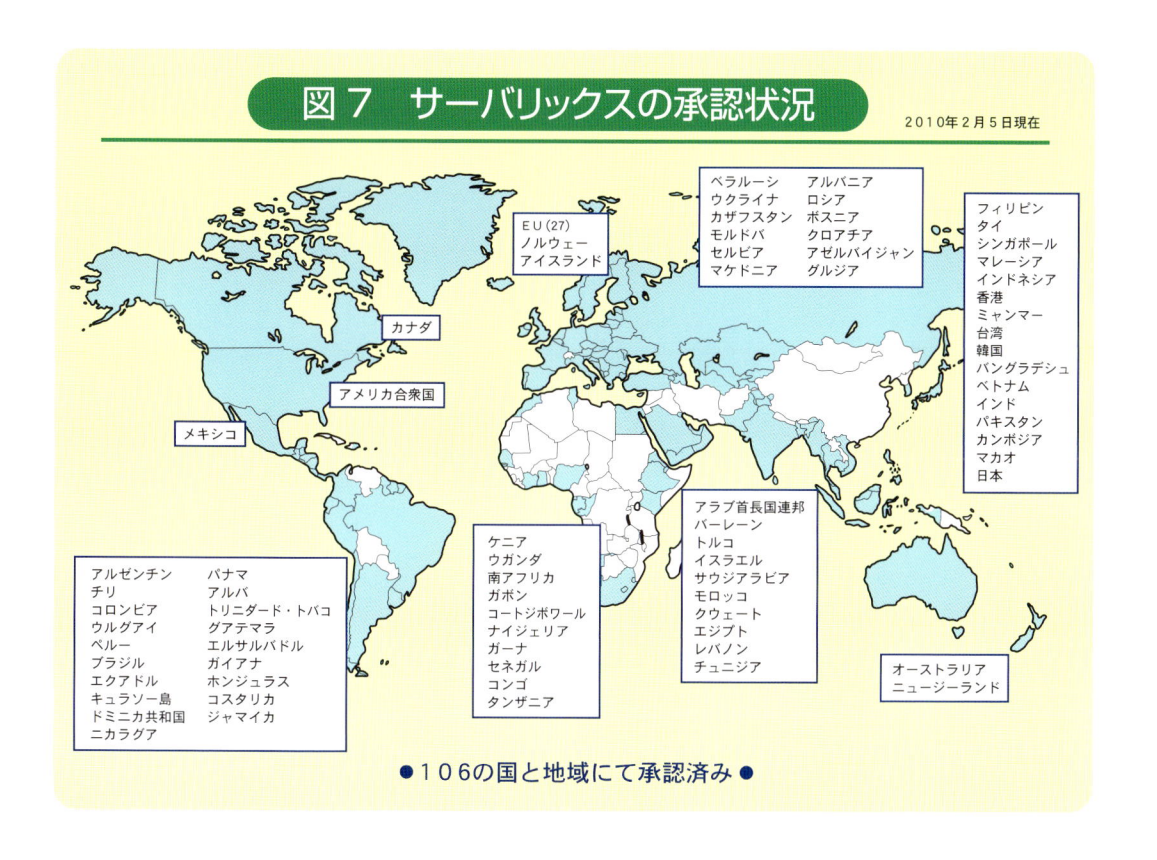

図7　サーバリックスの承認状況　2010年2月5日現在

● 106の国と地域にて承認済み ●

1章 ● HPVとHPVワクチンについて

　2009年9月に米国で尖圭コンジローマを対象として男性への4価HPVワクチンが認可されました。ただし、費用対効果、男性でのHPV関連がんへの有効性の証明が検討されていないなどの理由で、ただちに接種を推奨するとの段階にはいたっていませんので、当面は任意での接種となります。しかし、目的疾患が何であれ、男性への使用が承認された意義は大きく、今後男性での使用意義についての論議が盛んになると思われます。

8. 我が国での今後の課題

　日本での2価HPVワクチンは2009年12月に発売されたばかりですので、普及率や接種者の年齢分布、公費負担の実態は明らかではありません。今後、公費負担での接種が拡大してくると、これらの実態は明らかになってきます。
　4価HPVワクチンの発売を契機として、日本での接種拡大が望まれますが、公費負担、男性への接種、社会的意識の拡大などが課題となります。
　日本思春期学会ではHPV緊急プロジェクト委員会より「HPVワクチン普及に向けて」との冊子が発表されています。ホームページよりダウンロード可能となっていますが、そこでの基本的な考えを序章の初めに示しましたので、参照いただきたいと思います。

2章

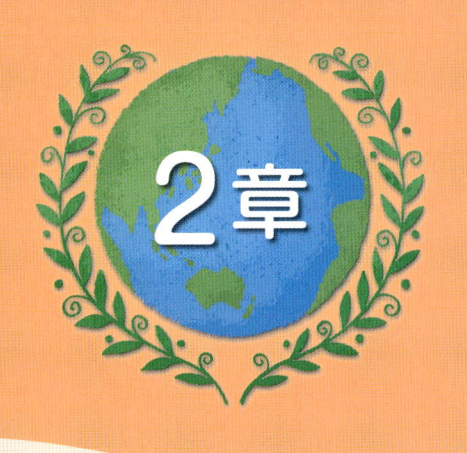

子宮頸がん

いえさか産婦人科医院　副院長

家坂 清子

2章 ● 子宮頸がん

> ## はじめに
>
> 　筆者が産婦人科医になって最初に看取った患者さんは、28歳の子宮頸がんの女性でした。
>
> 　妊娠時に偶然発見されたのですが、既に進行がんで、さまざまな治療を受けられた末に8歳と5歳の娘さんを残して旅立たれました。当時、同年代であった新米産婦人科医の私には、その疾患も、その年齢も、その無念さも、すべてが強い印象をもって迫り、今でも時としてよみがえる鮮やかな記憶として生き続けています。

1 子宮頸がんについて

　子宮がんには、子宮の入り口にできる「子宮頸がん」と、その奥に続く子宮体部にできる「子宮体がん（子宮内膜がん）」があります（図1）。

　この2種類のがんは名前こそ似てはいますが、かなり異なった特徴を持っています。

　例えば、子宮頸がんの原因は発がん性のヒトパピローマウイルス（Human papillomavirus：ヒト乳頭腫ウイルス　HPV）の持続感染で、30歳代から50歳代（ピークは40歳代）に発症することが最も多く、初期には症状がほとんどないのが特徴です。

　これに対して、子宮体がんの主な原因は女性ホルモンの一種であるエストロゲン（卵胞ホルモン）によるもので、40歳以降（ピークは50歳代）に多く、約90％に不正出血を伴います。

2章 ●子宮頸がん

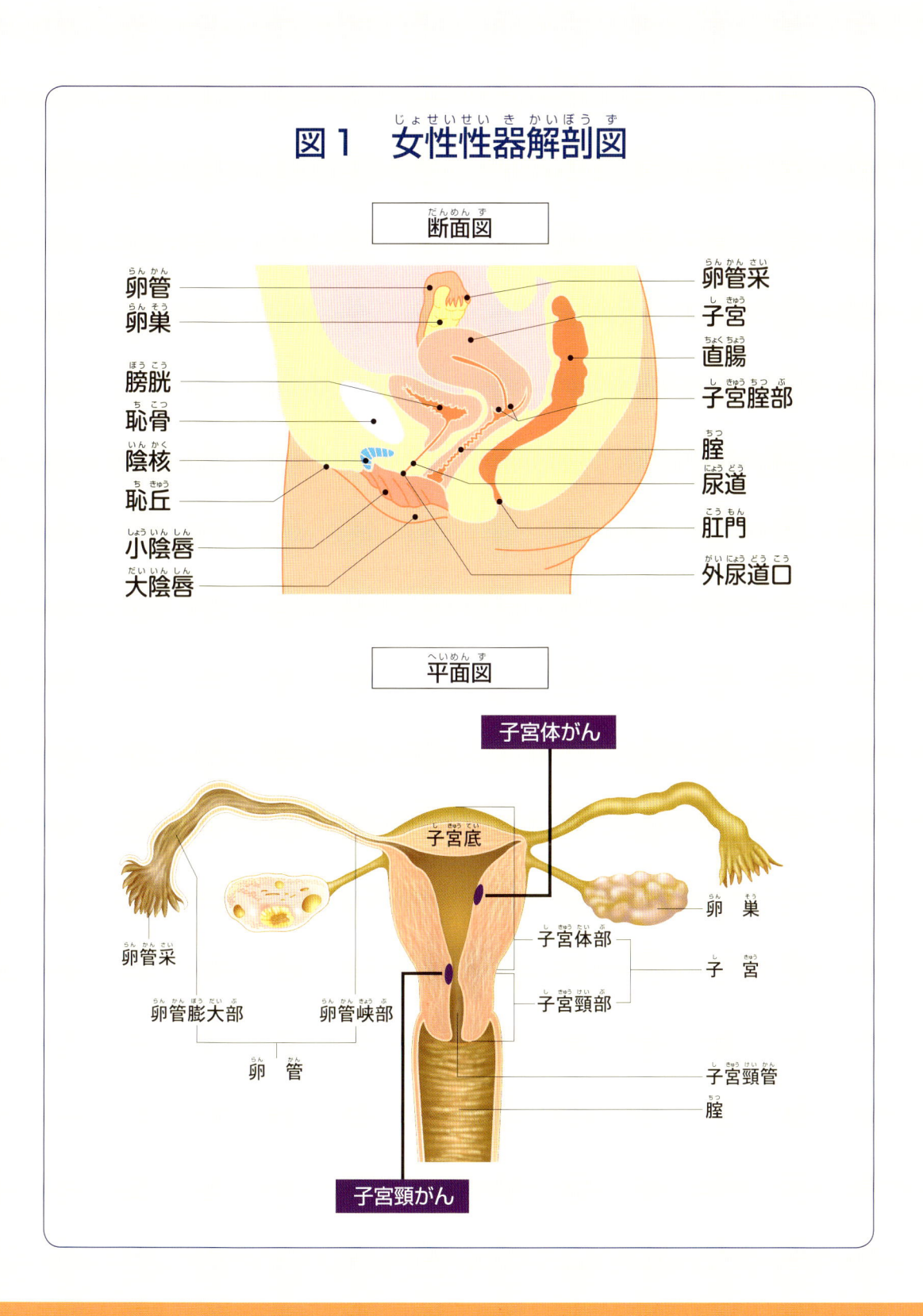

図1　女性性器解剖図（じょせいせいきかいぼうず）

断面図（だんめんず）

- 卵管（らんかん）
- 卵巣（らんそう）
- 膀胱（ぼうこう）
- 恥骨（ちこつ）
- 陰核（いんかく）
- 恥丘（ちきゅう）
- 小陰唇（しょういんしん）
- 大陰唇（だいいんしん）
- 卵管采（らんかんさい）
- 子宮（しきゅう）
- 直腸（ちょくちょう）
- 子宮腟部（しきゅうちつぶ）
- 腟（ちつ）
- 尿道（にょうどう）
- 肛門（こうもん）
- 外尿道口（がいにょうどうこう）

平面図（へいめんず）

- 子宮体がん
- 子宮底（しきゅうてい）
- 卵管采（らんかんさい）
- 卵管膨大部（らんかんぼうだいぶ）
- 卵管峡部（らんかんきょうぶ）
- 卵管（らんかん）
- 卵巣（らんそう）
- 子宮体部（しきゅうたいぶ）
- 子宮頸部（しきゅうけいぶ）
- 子宮（しきゅう）
- 子宮頸管（しきゅうけいかん）
- 腟（ちつ）
- 子宮頸がん

2章 ●子宮頸がん

子宮頸がんの種類

　子宮頸がんは、がんになった元の細胞の種類によって、さらに2種類に分かれます。

　ひとつは子宮頸部の表面を覆っている扁平上皮細胞から発生する**扁平上皮がん**であり、もうひとつは粘液を作る腺細胞から発生する**腺がん**です。

　子宮頸がんのほとんどは扁平上皮がんで、腺がんは2割弱とされていましたが、近年では増加傾向にあります。また、腺がんの方がやや発見されにくいという特徴もあります。

　世界における子宮頸がんの状況は、2002年において頸がん発症数53万人、死亡数27万人となっています（図2）。

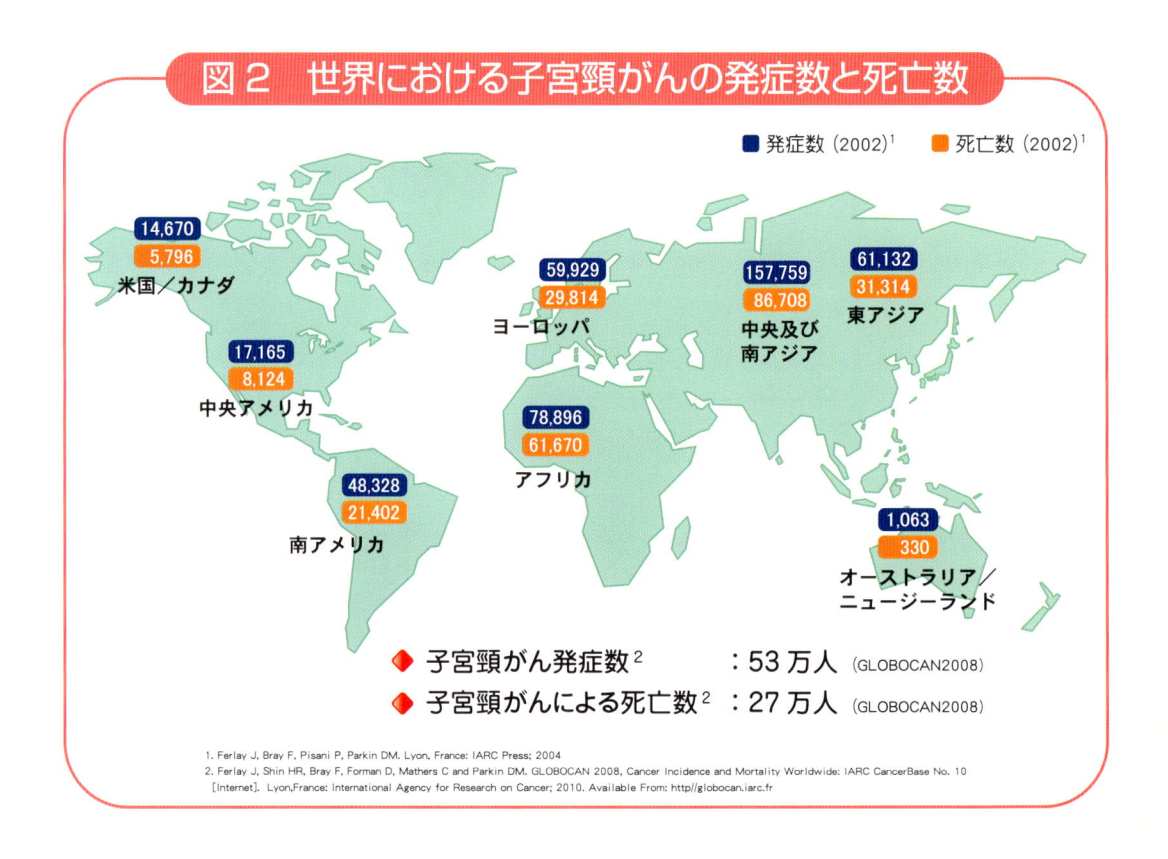

図2　世界における子宮頸がんの発症数と死亡数

■ 発症数（2002）[1]　　■ 死亡数（2002）[1]

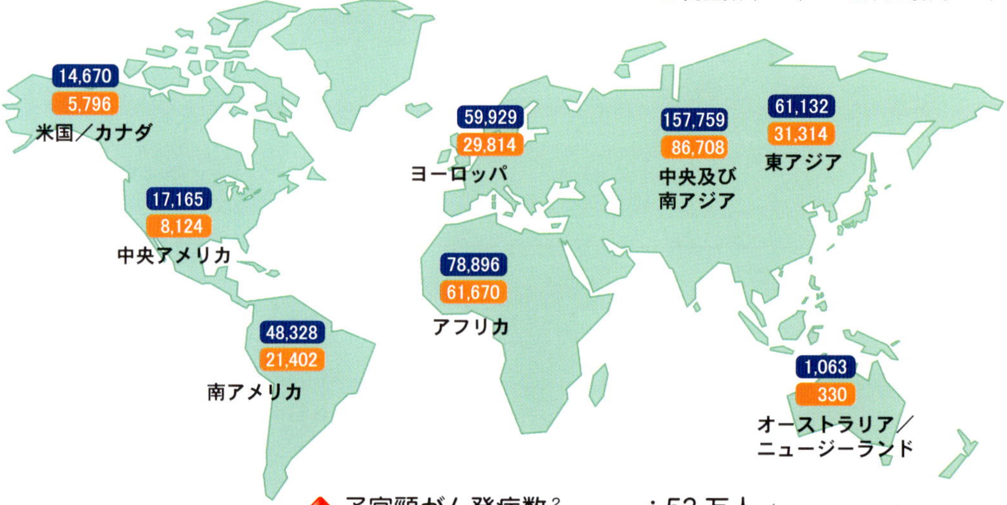

- 米国／カナダ：14,670 / 5,796
- 中央アメリカ：17,165 / 8,124
- 南アメリカ：48,328 / 21,402
- ヨーロッパ：59,929 / 29,814
- アフリカ：78,896 / 61,670
- 中央及び南アジア：157,759 / 86,708
- 東アジア：61,132 / 31,314
- オーストラリア／ニュージーランド：1,063 / 330

◆ 子宮頸がん発症数[2]　　：53万人（GLOBOCAN2008）
◆ 子宮頸がんによる死亡数[2]　：27万人（GLOBOCAN2008）

1. Ferlay J, Bray F, Pisani P, Parkin DM. Lyon, France: IARC Press; 2004
2. Ferlay J, Shin HR, Bray F, Forman D, Mathers C and Parkin DM. GLOBOCAN 2008, Cancer Incidence and Mortality Worldwide: IARC CancerBase No. 10 [Internet]. Lyon,France: International Agency for Research on Cancer; 2010. Available From: http://globocan.iarc.fr

2 子宮頸がんの好発年齢

　日本での子宮頸がんは、近年、年間約15,000人が発症し、約3,500人が亡くなっています。最近は20歳代から30歳代の若い女性で発症数が多く、特に20歳代後半から30歳代後半にかけて急増しています。

　子宮頸がんは、この世代の婦人科のがんとしては最も多く、人口10万人当たりの罹患率は1990年頃の約8人前後から増え始め、2000年以降に急増し、2005年には約11人となっています(図3)。一方卵巣がんや子宮体がんは現在でもせいぜい3～4人です。

　公費負担の子宮がん検診対象年齢が、2005年に「30歳以上」から「20歳以上」にまで下がったのも、このような罹患状況の変化によるものでした。

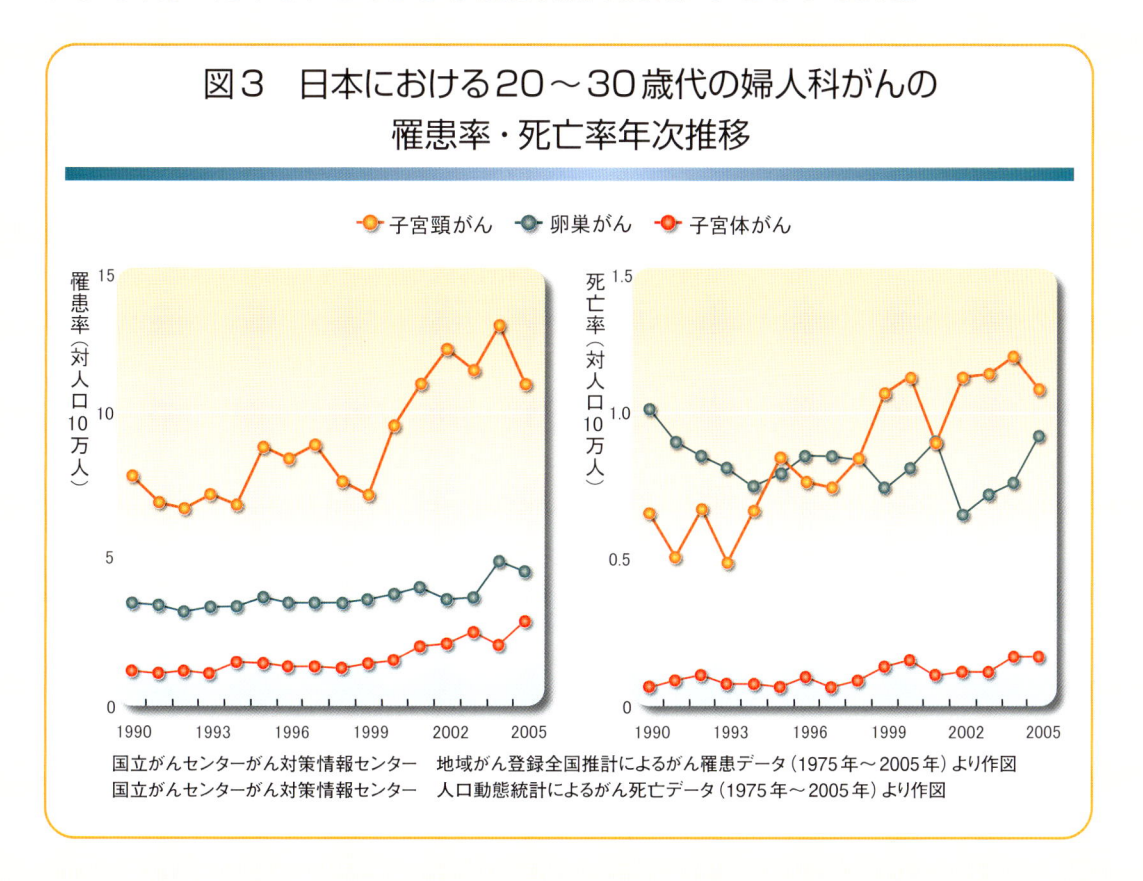

図3　日本における20～30歳代の婦人科がんの罹患率・死亡率年次推移

国立がんセンターがん対策情報センター　地域がん登録全国推計によるがん罹患データ(1975年～2005年)より作図
国立がんセンターがん対策情報センター　人口動態統計によるがん死亡データ(1975年～2005年)より作図

しかし、長年、思春期外来を担当している産婦人科医として述べるならば、現代ではたとえ10代であってもがん検診の必要性が求められていると考えます。なぜなら、初回の性交から3年経過するまでに前がん状態と判定される細胞異常が出現することがあるからです。

思春期外来で、性交経験をもつ19歳の女性に初回性交時の年齢を聞きますと、15歳から16歳にピークがあることが分かりますから、子宮がん検診が必要とされる年齢は18、19歳以前ということになるのです。

これまでに著者が経験した最年少の子宮頸がん罹患女性は17歳でした。幸い早期に発見することが出来ましたが、若年者では進行が速い場合もありますので、**「性交経験を持ったら子宮がん検診も視野に入れる」**ということを健康教育の中に盛りこむ必要があると考えます。『性交経験から3年経ったらがん検診』は、米国での若者向け子宮頸がん撲滅キャンペーンのキャッチフレーズでした。

3 子宮頸がんとHPV感染

前述のように、子宮頸がんの主な原因はHPV（ヒトパピローマウイルス）の持続感染です。

HPVには現在150種類以上もの型があり、それぞれに型番号がついています。また、今でも新型のウイルスが少しずつ発見され、その数は増え続けています。

がんと関係のあるウイルスと聞くと特別に怖いウイルスという印象を持たれやすいのですが、HPVはごくありふれたウイルスで、誰もが身体のどこかに持っているといえるほど身近なウイルスです。

HPVは主に皮膚や粘膜に存在していますが、これらが性行為などによって、腟や子宮、口腔などに感染するのです。HPVは手指など、身体のさまざまな場所に存在するので、コンドームを適切に使用しても感染を完全に防ぐことはできません。

性交経験のある人はその約8割に感染の経験があると推計されていますから、HPV感染は「あなたも、わたしも、女性なら誰でも感染する、または感染している可能性のある状態」という認識下で考える必要があります。

高リスク型に分類される発がん性のHPV

　さて、HPVは発がん性の観点から低リスク型と高リスク型に分類されます。

　高リスク型とされる15種類ほどのHPVは**子宮頸がん**や**中咽頭がん**、**肛門がん**、**外陰がん**、**腟がん**、**陰茎がん**などの原因となります。代表的な高リスク型はHPV16、18、31、33、35、52、58型などです。

　高リスク型HPVの中でも、日本人の子宮頸がんは、その約6割がHPV16型、18型で占められていて、特に16型が最も多く、子宮頸がんの約45％から見つかっています。

　また、20代、30代の子宮がん罹患者に絞って調べると、16、18型が占める割合はさらに上昇しています。

4 HPV感染から子宮頸がん発症まで

　前述のように、HPV感染は誰にも感染経験があるといってもよい身近なものですが、感染の多くは免疫力によって自然に排除されるといわれています。

　一般的には、HPV感染後、検出不能となるものが約9割とされていますから、感染が持続活性化する率は約1割ということになります。そして持続感染者100人の中から1人くらいの割合で、子宮頸がんが発症します。

　しかし、この点には異論を唱える専門家も多数あり、HPVを検出する検査には反応しなくても、感染が組織の奥に潜伏し続けるという報告も増えています。

　また、たとえウイルスが自然に排除されて感染がなくなったとしても、自然感

染によって獲得できる免疫力は弱いので、その後の性交によって何度でも再感染する可能性があることも事実です。

　いずれにしても、感染が潜在化し、持続活性化することから細胞のがん化過程が始まるのです。

　持続感染から子宮頸がん発症まで数年から十数年、細胞は長時間かけて徐々に変化していきます。しかし、若年世代では進行がより速い場合もありますので要注意です。

　また、がん化への環境因子として喫煙や免疫不全などの状態が挙げられます。近年、若年女性の喫煙率が上がっていることも懸念されるところです。

軽度異形成と高度異形成

　細胞に前がん病変が認められた状態を「異形成」と呼びますが、病変の程度によって軽度・中等度・高度などに分類されます。

　軽度異形成は、いずれ病変が消失して正常に戻る可能性が高い状態です。定期検診によって、この段階で発見されるならば、精密検査などで経過を追いながら、病変の進行を観察し続けます。

　高度異形成に達している場合は、正常化することは少ないので、最近では初期がんと同等な治療が行われることが多いようです。

　また、がんになってもごく初期であれば自覚症状に乏しいのですが、進行するに連れて異常性器出血やおりものの変化などが現れることが多くなります。さらに進行すれば下腹痛や腰痛、がん細胞が転移した場所の異常なども出現してきます。

5 子宮頸がんの治療と女性の生涯

　前述のように、近年、子宮頸がん罹患年齢が下がり、同時に女性の結婚年齢、初産年齢が著しく上昇しているため、未産のままがんが発見されるという事態も珍しくなくなりました。その結果、治療法に関して、将来の妊孕性（にんようせい：妊娠できる能力）の温存が重要な要素となることも多くなっています。

　子宮頸がんの主な治療法としては手術、放射線、化学療法などが挙げられますが、病変の進行期や、合併症の有無、女性の年齢、挙児希望の有無などを検討し、総合的に判断され、選択されます。複数の治療法を併用する場合もあります。

　選択に際して、挙児希望以上に重要と考えられる要素は進行期です。

　進行期は0期（がんが最も表層の上皮細胞内に留まっている状態：上皮内がん）からIV期（がんが子宮から外方へ浸潤し、他の臓器まで転移している状態）まで、大きく5段階に分類され、各時期においてさらに細分類されます（図4）。

　進行期が0期またはIa1期（上皮細胞から子宮頸部に浸潤しはじめていますが、浸潤の深さが3mm以内で、広がりも7mmを超えない）であれば、多くの場合は円錐切除と呼ばれる術式（子宮頸部がんの患部を中心に円錐状に切除する）が選ばれ、妊孕性を温存することができます。

　円錐切除は進行期を診断する検査として行われることも多く、切除によって摘出された範囲に病変部が完全に含まれているならば、そのまま治療（手術）が行われたとみなされることもあります。

　子宮頸がんも他のがんと同様に、早期に発見され、早期に治療されることによって、女性の人生に広い可能性を残すことができるのです。

　ちなみに、発見時の進行期が0期であれば、その5年生存率はほぼ100％です。この数値からも、「みなさん、検査を受けましょう」と呼びかけたい気持ちを分かっていただけることと思います。

2章 子宮頸がん

図4　臨床進行期の分類

臨床進行期分類	0期	I期		
定義	上皮内がん	がんが子宮頸部に限局するもの（体部浸潤の有無は考慮しない）		
		Ia（微小浸潤がん）		
		組織学的にのみ診断できる浸潤がん 肉眼的に明らかな病巣は、たとえ表層浸潤であってもIbとする		
			Ia1	Ia2
			間質浸潤の深さが3mm以内で広がりが7mmを超えないもの	間質浸潤の深さが3mmを超えるが5mm以内で、広がりが7mmをこえないもの
図	（上皮内がんの図：間質／上皮）		（Ia1の図：広がり7mm以内、深さ3mm以内）	（Ia2の図：広がり7mm以内、深さ3〜5mm）

臨床進行期分類	III期	
定義	がん浸潤が骨盤壁まで達するもので、腫瘍塊と骨盤壁との間に cancer free space を残さないまたは、腟壁浸潤が下1/3に達するもの	
	IIIa	IIIb
	腟壁浸潤は下1/3に達するが、子宮傍組織浸潤は骨盤壁まで達していないもの	子宮傍組織浸潤が骨盤壁にまで達しているものまたは明らかな水腎症や無機能腎を認めるもの
図	（基靱帯、骨盤壁までは達していない、腟壁浸潤下1/3以上）	（骨盤壁まで達する）

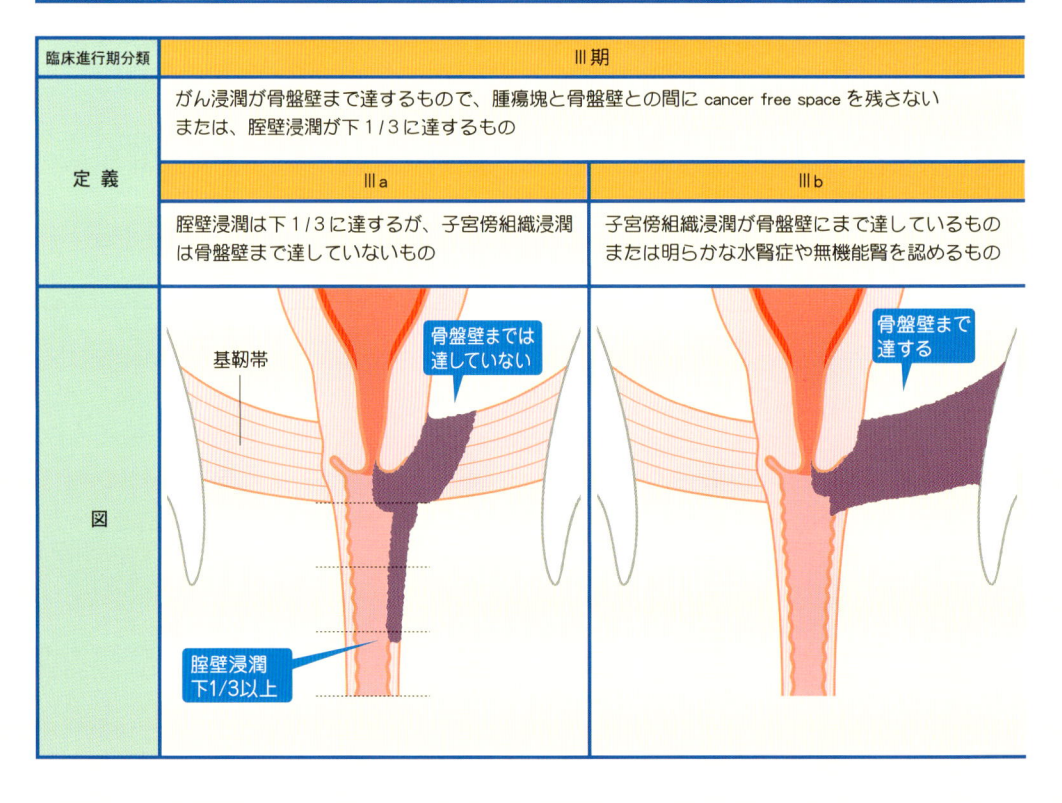

2章 子宮頸がん

Ⅰ期			Ⅱ期	
			がんが頸部を超えて広がっているが、骨盤壁または腟壁下1/3には達していないもの	
Ⅰb				
臨床的に明らかな病巣が子宮頸部に限局するものまたは臨床的に明らかではないがⅠa期を超えるもの				
Ⅰb1	Ⅰb2	Ⅱa		Ⅱb
病巣が4cm以内のもの	病巣が4cmを超えるもの	腟液浸潤が認められるが、子宮傍組織浸潤は認められないもの		子宮傍組織浸潤が認められるもの

（4cm以内／4cm以上／腟壁浸潤／子宮傍組織浸潤）

Ⅳ期	
がんが小骨盤を越えて広がるか、膀胱、直腸の粘膜を侵すもの	
Ⅳa	Ⅳb
膀胱、直腸の粘膜への浸潤があるもの	小骨盤を越えて広がるもの

（膀胱・直腸粘膜浸潤／小骨盤を越える浸潤・転移／小骨盤）

日本産科婦人科学会子宮癌委員会：全国子宮体癌調査成績第4報：1999（引用改変・改図）

6 子宮頸がんの予防

　子宮頸がんの予防には一次予防と二次予防があります。
　一次予防はワクチン接種によって、原因となるHPVの感染そのものを防ぐことです。
　また、二次予防とは子宮がん検診を受けることで、遅くともがんになる前の段階、つまり前がん状態で発見し、対策を取ることによってがんに至るのを防ぎます。

＊子宮頸がん検診のプロセスと検診の重要性

　症状があればもちろんのこと、無症状であっても定期的に検診を受けることが大切です。
　検査は必要に応じて以下のように行います。

1）細胞診

　子宮頸部の表面と、頸部の中央にある頸管と呼ばれる子宮内腔に通じる細い管の内壁を、綿棒やヘラなどでこすって細胞を採取します（細胞診）。これらの細胞を顕微鏡で観察し、病変の起きている異常な細胞を見つけ出します。

2）コルポスコープ診

　細胞診で異常が発見された場合は、コルポスコープ（腟拡大鏡）によって頸部表面を拡大し、観察します。

3) 組織診

頸部のごく一部を採取して、組織の構造や細胞の異常などを観察します。

異形成、上皮内がん、浸潤がんなど、局所の病変の進行度が診断されます。

4) HPV検査

上記の一連の検査の他に、HPVの存在そのものについて調べることもできます。

細胞診と同様に子宮頸管における、高リスク型HPVの感染の有無を調べます。感染が認められれば、HPVの型分類を行うこともあります。

1) 細胞診と4) HPV検査を同時に受けることができれば、その後の検診について、ある程度の計画を立てることもできます。

米国では、「細胞診が正常＋HPV検査も陰性」であれば、少なくとも3年間はがんになる危険性はないので、検診は3年後でよいとしています。また、「細胞診は正常＋HPV検査が陽性」ならば、HPV感染が持続すると前がん状態に進行する可能性もあるので、なるべく6か月後に再検査を受けましょう。

「細胞診が異形成以上＋HPV検査も陽性」の場合は前がん段階である可能性が高く、がんの可能性も6〜7%であるため、すぐに精密検査に進む必要がある、と判断されます。

2章 ●子宮頸がん

　いずれにせよ、子宮頸がんの早期発見は「検診を受けることを決意し、受診する」ことから始まります。受診していない人からがんを見つけ出すことは不可能なのです。

　検査のプロセスは確立されているのですから、女性本人の自覚と行動が非常に重要な予防のポイントです。

　ところが、世界的に見て、日本人女性の検診率が先進諸国の最下位に位置することが大きな問題となっています。特に、発症が急増している若い世代での検診率が低いため、大変懸念されています。若い女性たちにも強く検診を勧めたいものです。

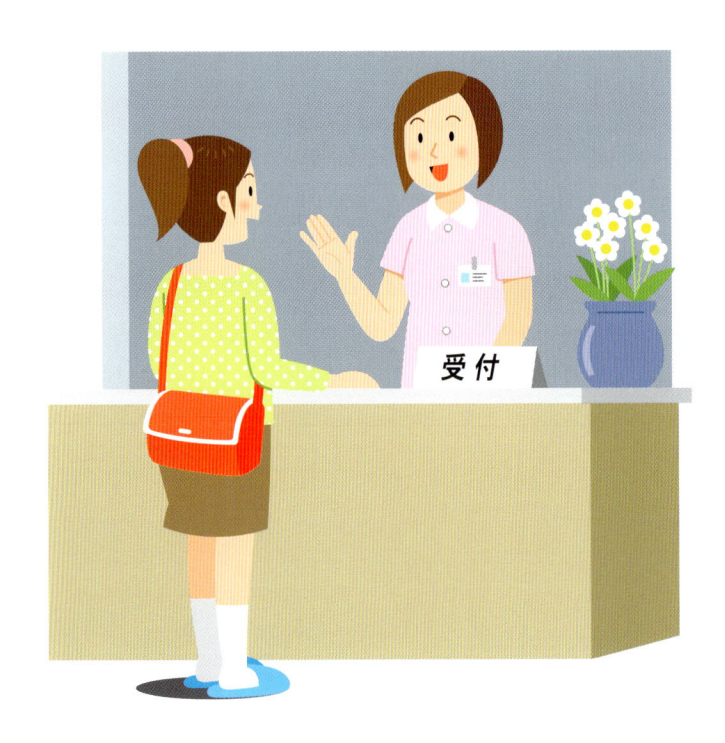

7 尖圭コンジローマとHPV感染

　低リスクタイプのHPVは皮膚に尖圭コンジローマと呼ばれるイボを作ります。良性腫瘍ではありますが、治療しにくく再発しやすいという特徴があります。

　これは女性性器である外陰部や腟壁、子宮頸部などの他に、肛門性交によって肛門周囲に発生することもあります。

　尖圭コンジローマの9割以上はHPV6型、11型によるもので、男性もペニスや肛門周辺、尿道口などにコンジローマが発生します。

　近年では男女ともに、口腔性交によると考えられる口腔内の尖圭コンジローマも問題になっています。

　　一方、深刻なのは、出産時などの母子感染によって引き起こされる乳幼児の再発性呼吸器乳頭症です。非常にまれではありますが、呼吸器である咽頭や喉頭、気管、気管支、肺などに乳頭腫が発生し、気道を塞ぐほどの腫瘍を形成します。妊婦が出産時に尖圭コンジローマに罹患している場合、経腟分娩によって児がHPVに感染して再発性呼吸器乳頭症を発症する率は、罹患経験のない妊婦に比して230倍（出生児千人あたり6.9人）です。

　　この疾患は非常に難治性で、頻回の再発により手術を繰り返さなければなりません。たとえば、児が4歳までに発症した場合、生涯に受ける手術の回数は平均13回にも上ると報告されています。

　　ちなみに、母子感染を起こした報告例はすべて低リスク型によるものです。

2章 ●子宮頸がん

8 HPVワクチン

　近年、HPV感染を予防するワクチンが開発され、実用化されていますが、世界には2種類のHPVワクチンがあります。
　ひとつは高リスク型であるHPV16型と18型および低リスク型である6型と11型に対するワクチン（商品名：ガーダシル）で、予防可能なHPVの型の数から4価ワクチンとも呼ばれます。
　もうひとつは高リスク型HPV16型と18型に対する2価ワクチン（商品名：サーバリックス）です。

1. ワクチンの効果

　どちらもHPV16、18型の感染はほぼ100％防ぐことができますので、性交経験のない、11～14歳の女子が接種を受けた場合、子宮頸がんの約7割は予防できるとされています。
　しかし、残りの3割、つまりHPV16、18型以外のHPV感染が原因となっているがんは防げませんから、たとえワクチンを接種したとしても子宮がん検診は必要であることを忘れてはいけません。これは大変重要なポイントです。
　一方、4価ワクチンは子宮頸がんとともに尖圭コンジローマの予防ワクチンでもあります。
　臨床試験では、ワクチンを接種した16～26歳の女性は、接種を受けなかった群に比べて99％で尖圭コンジローマの発生を予防できています。
　実際においても、2007年にいち早く公的補助の下に4価ワクチンの接種を開始したオーストラリアでは、約半年後から尖圭コンジローマが激減しています。
　米国の一部の州では9歳から26歳の男性も接種対象とされ、HPV感染の予防を目的として使用されています。

また、予防効果の持続期間については、2002年に臨床試験が開始されて以来、現時点までの約8年について確認されていますが、ワクチンによって産生された抗体価の変化から推計しますと、約20年間の有効性が期待できるとされています。

2. ワクチン接種年齢

ワクチンはHPV感染が起きる前に接種すると、より高い有効性が得られます。

20代に発症が増えているのですから、感染から発症まで数年から十年かかることを考慮すれば、ワクチンの接種は10代前半、一般的には14歳頃までに接種することが望ましいということになります。

日本では11歳から14歳が優先接種対象年齢とされていますが、海外においても12歳前後の女子を中心に接種されています。

その結果、オーストラリアでは、10代前半で接種を受けた年代において、前がん病変である細胞異常が明らかに減少しています。

日本でも若者の性行動に関する多くに調査において、10代後半までに性交経験を持つ率は4割から5割という結果が示されているのですから、接種の時期は10代前半が好条件といえるでしょう。

一方、すでに性交経験による感染の可能性があっても、効果が下がることを理解しているならば、接種すること自体に問題はありません。日本では26歳までを接種推奨年齢としています。（54頁 図5「HPVワクチンの予防効果」）。

2章 ● 子宮頸がん

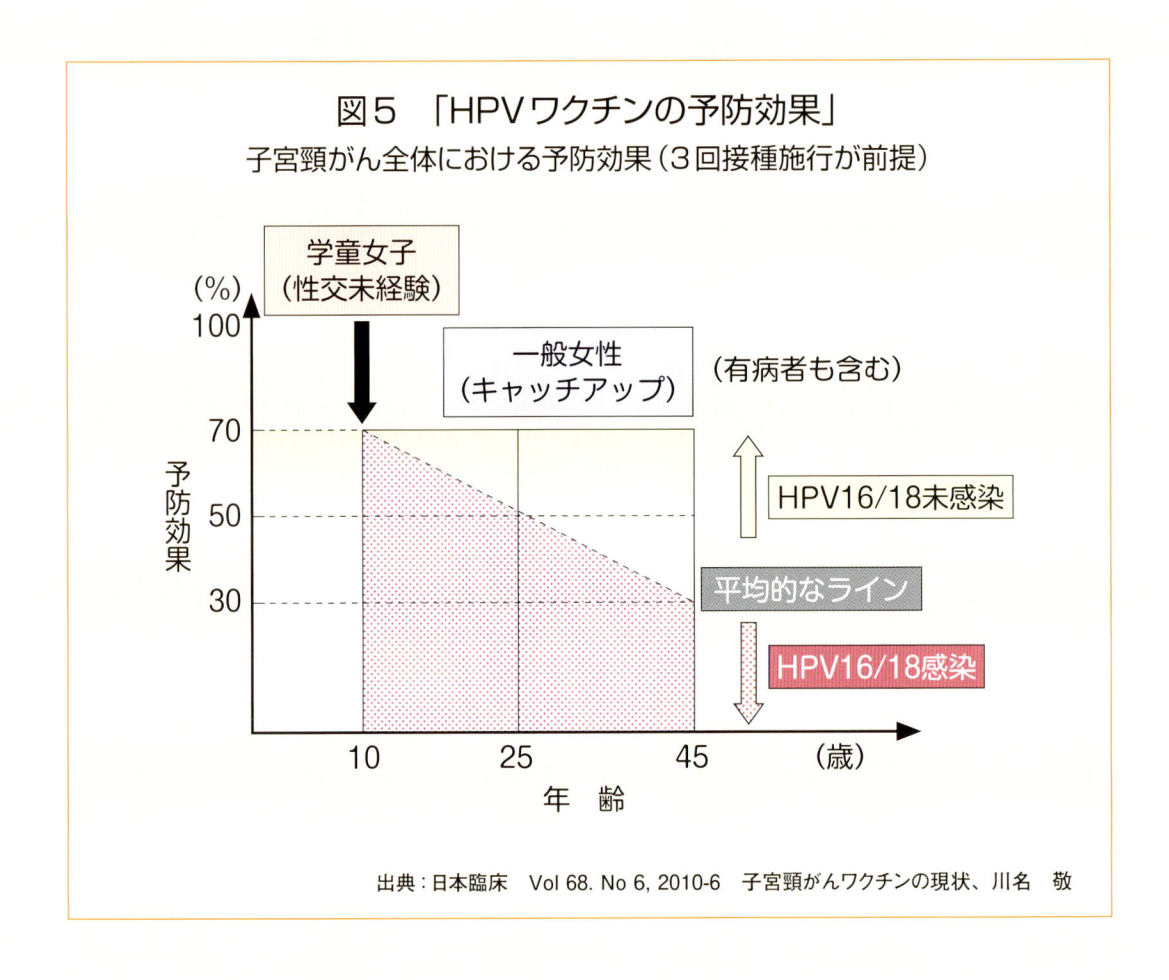

図5 「HPVワクチンの予防効果」
子宮頸がん全体における予防効果（3回接種施行が前提）

（図中ラベル：学童女子（性交未経験）、一般女性（キャッチアップ）、（有病者も含む）、HPV16/18未感染、平均的なライン、HPV16/18感染、予防効果（%）100・70・50・30、年齢 10・25・45（歳））

出典：日本臨床　Vol 68. No 6, 2010-6　子宮頸がんワクチンの現状、川名　敬

3. ワクチンの接種方法

　ワクチンは、上腕の筋肉内に注射によって接種されます。3回接種しないと十分な効果が得られません。
　2価ワクチンは初回、1か月後、（初回から）6か月後に。
　4価ワクチンは2回目の接種時期だけが異なっていて、初回、2か月後、（初回から）6か月後の計3回です。
　妊娠中の接種は避けた方がよいとされていますので、接種期間中に妊娠した場合は、出産が終了してから残りを接種することになります。

2章●子宮頸がん

　また、2価ワクチンを受け始めて、途中から4価ワクチンに変更する場合、理論的には既に1回、または2回接種した後であっても、改めて4価ワクチンを3回接種する必要があるとされますが、実際の安全性については未だ検討中です。

4. 副反応

　このワクチンは、ウイルス粒子を模倣したタンパク質を基に作られたものですから、病原性は全くなく、大変安全性の高いものです。
　たとえ、注射した部位の痛みや発赤、腫れなどの局所反応が出ることがあったとしても、数日で消失します。特殊なアレルギー反応を除けば、問題視されるような重大な副反応はないといっても過言ではありません。
　接種適齢期が10代前半であるため、その保護者が情報不足のままに副反応を心配して接種を見送ろうとすることが時として見受けられますが、ワクチンの予防効果はそのような懸念を上回るといえるでしょう。

9　性感染への偏見をめぐって

　戦後から現在にかけて、医療福祉行政や産婦人科関係者によって、子宮がん検診の重要性は常に指摘されてきました。その結果、今ではほとんどの女性が「子宮がん検診は受けた方がよい」と考えているはずです。たとえ産婦人科の敷居が高くて検診から遠のいている女性であっても、検診の必要性まで疑ってはいないでしょう。
　つまり、子宮頸がんを「私もかかっているかもしれないがん」として認識しているはずだったのです。
　ところが、子宮頸がんが「主に"性行為"によって感染するHPVが原因であった」と判明した途端に、一部にこの疾患を白眼視する人が現れました。今も、昔も、

「私もかかっているかもしれないがん」であることに変わりはないのに。そして、ほとんどの人たちが人生の中で"性行為"との関わりを持つというのに。

　性行為から生じるさまざまな状況が批判の的になるならば、妊娠や出産までもが、その対象に含まれるということになります。

　しかし、幸いなことに、日本においてHPVワクチンが発売されて一年が経過しますが、優先接種年代の女子の保護者たちは、将来、陥る可能性のある危機から娘を守るという気持ちが勝って、子どもたちへの接種には前向きであると強く感じます。

　40代前後の親たちは、既に性行為を特別視する意識から解放されつつあるのでしょう。ここに、老世代の陳腐な偏見が持ち込まれないことを願っています。

さいごに

　若い女性のがんとしては第1位の座を占める子宮頸がん。私たちはこれを防ぐことができる時代を迎えることができました。

　性交による感染を引き込む前にワクチン接種を。そして、性交経験後は定期的な子宮がん検診を。

　これらの優れた予防法が子宮頸がんを撲滅させる道であることを多くの女性に示したいと切に思います。

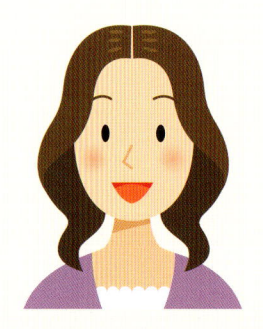

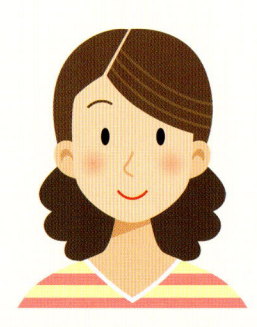

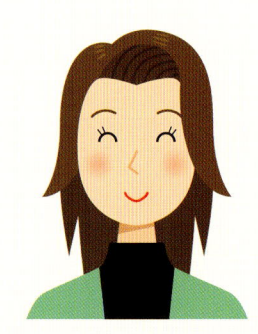

3章

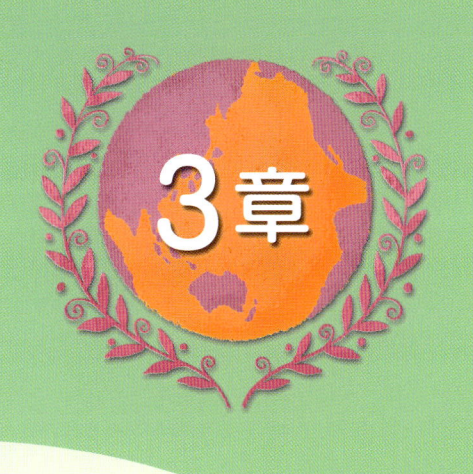

HPV感染でおこる皮膚病：治療と対策

東京女子医科大学附属八千代医療センター皮膚科 准教授

三石　剛

3章 ● HPV感染でおこる皮膚病：治療と対策

はじめに

　HPV感染でおこる皮膚病の代表として疣贅（ゆうぜい：いぼ）があります。筆者が皮膚科医になり、20数年がすぎますが、日常診療でいぼの患者さんは後を絶えません。何故、こんなに手足を中心にいぼをもった患者さんが世の中に多いのでしょうか？　以前は漫然といぼの治療として液体窒素で焼いて、焼けどをおこし、患者さんが苦しむのをため息まじりに診ていました。何か良い治療はないか？　痛くない治療はないか？　約10年前から私は痛くない治療を中心に取り組んできました。この章ではHPV感染でおこる皮膚病と治療について紹介します。

1　HPVは皮膚にどのように感染していぼを作るのか

　HPVは皮膚との親和性が高く、小さな傷から皮膚の最も下層にある基底細胞という細胞に到達し、細胞膜上のヘパリン硫酸プロテオグリカン（HSPG）などを介して感染します[1]。感染したHPVは基底細胞の核へと移り、一時的に遺伝子が増幅され、環状DNAの状態として保たれ、潜伏感染します。これらの潜伏感染細胞は長期間にわたり、存在していると考えられています。表皮細胞の分化に伴って潜伏感染状態であったHPVは溶解（増殖）感染となり、ウイルス遺伝子は複製増幅され、初期遺伝子（E1、2、4、5、6、7）、後期遺伝子（L1、2）が形成され表皮細胞の核内でウイルス粒子が形成されるようになります。いぼの顆粒層にはミルメシア[★1]をはじめ、細胞病原性効果がはっきりとし、特殊な封入体[★2]を有する細胞がみられることがあります。やがて分化したウイルス粒子は表皮細胞とともに脱落します（図1）。

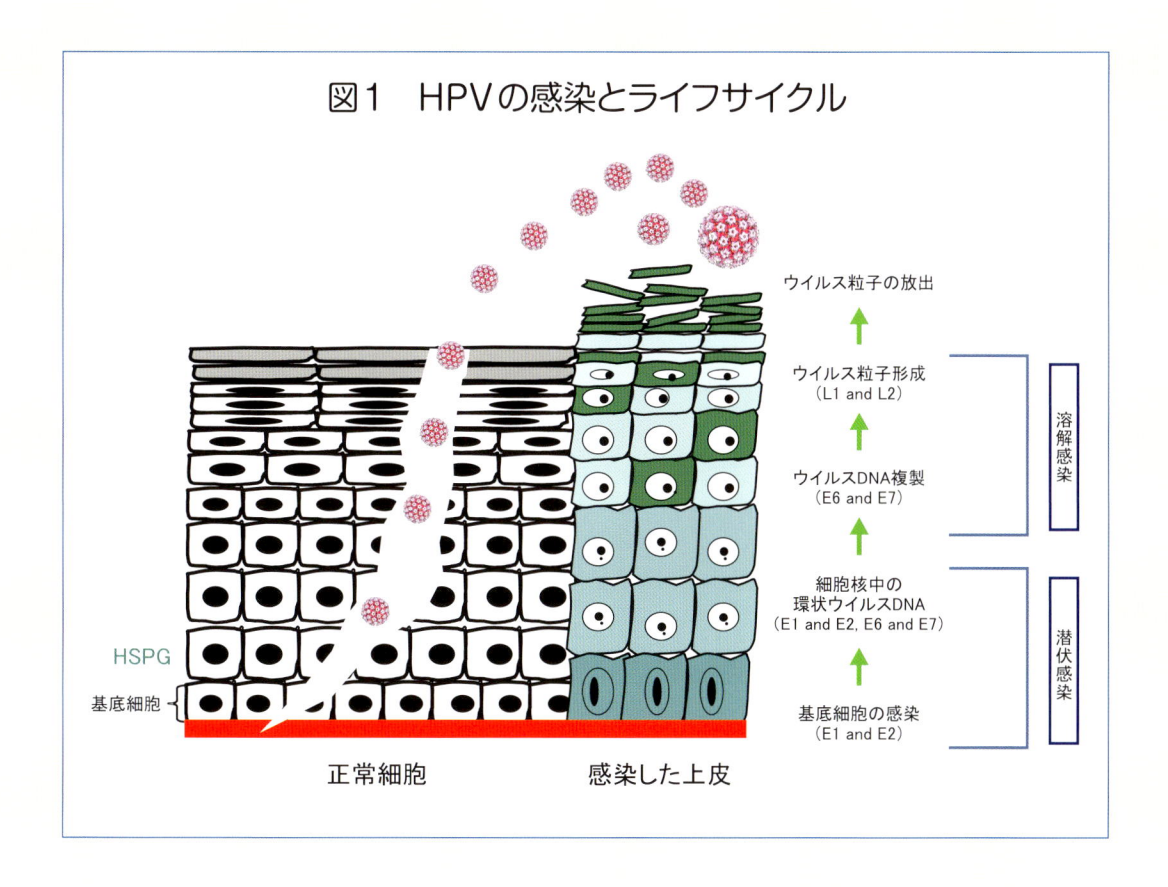

3章 ● HPV感染でおこる皮膚病：治療と対策

図1　HPVの感染とライフサイクル

（図中ラベル）
- HSPG
- 基底細胞
- 正常細胞
- 感染した上皮
- 基底細胞の感染（E1 and E2）
- 細胞核中の環状ウイルスDNA（E1 and E2, E6 and E7）
- ウイルスDNA複製（E6 and E7）
- ウイルス粒子形成（L1 and L2）
- ウイルス粒子の放出
- 溶解感染
- 潜伏感染

★1　ミルメシアとは：

ミルメシアは手掌、足底に生じやすく、外観はドーム状に軽度に隆起し、中心がやや陥凹し、蟻塚様にみえるウイルス性疣贅（いぼ）の一種です。また足底に単発に生じた際には、時に"タコ""ウオノメ"と誤診されることがあります。病理組織学的に細胞質内に好酸性顆粒状封入体を認めるのが特徴です。はじめて封入体の研究モデルとなった比較的まれないぼです。

★2　封入体とは：

封入体とは異常物質の集積により形成されたものであり、機能を有しない小体をいいます。いぼの場合、封入体は病理組織学的に感染した表皮細胞の細胞質内に特徴的な構造を呈するものをいいます。封入体には 1）好酸性顆粒状構造　2）好酸性均一無構造　3）好塩基性細繊維状構造　4）紐状～毛糸球状構造など様々な形態を呈します。特定のHPVのなかであるE4遺伝子が関与していると考えられています。

1. HPV感染でおこる皮膚病にはどのようなものがあるのか

　皮膚に感染してみられるいぼで代表的なものには、1）尋常性いぼ　2）扁平いぼ　3）尖圭コンジローマと似た良性のいぼや指のボーエン病、ボーエン様丘疹症、紅色肥厚症、疣状がん、疣贅状表皮発育異常症の悪性皮疹といった皮膚がんがみられることがあります。いずれもHPV感染によって発症する疾患ですが、直接接触感染によるもの、器具などを介して感染するもの、性感染症であるもの、遺伝的にHPVの持続感染による疾患などさまざまな皮膚病があります。

2. いぼの治療にはどのようなものがあるのか

　いぼの種類、発症部位によっては同じ治療法でも全く効果が違うことと、約30％ではプラセボ（偽薬）効果による治癒があり、各治療法を正確に評価するには多くの施設での治療成績の集積が必要となります。近年、いぼの治療に良好な結果が得られている治療法は以下のとおりです。　液体窒素凍結療法、ヨクイニンエキスの内服、イミキモド5％クリーム外用、スピール膏貼付、炭酸ガスレーザー治療などがあります。

２ HPV感染でおこる皮膚病と治療

1. 尋常性疣贅（いぼ）

　手足の先にできやすく、青少年に多いといわれます。爪の周りはささくれができやすく、HPVの侵入によっていぼが生じやすいといわれています。いぼは顔面、頸部に乳頭状に増殖し、細長い角化性結節を形成するものもあり、糸状いぼといわれます。手掌、足底の疣贅は隆起することが少なく、表面がさがさな角化し

た結節や局面を呈します。特に足底の疣贅では内方に病変が広がるため、鶏眼（けいがん：ウオノメ）や胼胝腫（べんちしゅ：タコ）と間違われやすいです。しかし、いずれも圧痛を伴うことが少なくありません。主としてHPV27型の感染によるものが多く、次にHPV57型の感染が多いといわれています。臨床的に豌豆大までの結節で、小さいものは表面平滑、皮膚常色で光沢がみられますが、大きなものは表面ががさがさしており、乳頭状を示します（図2）。

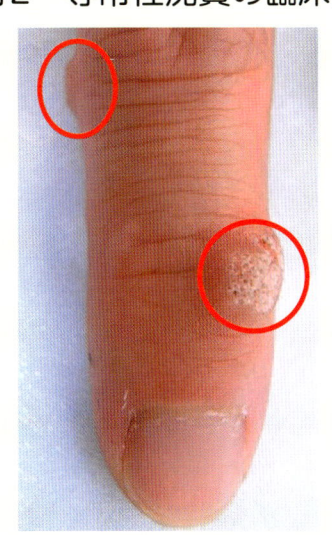

図2　尋常性疣贅の臨床像

治療

いぼの治療は液体窒素凍結療法が一般的な治療法であり、−196℃の液体窒素を綿球に含ませて直接いぼの病変に圧抵する方法です（図3）。副反応として治療後、激痛となったり、水疱、血疱を形成したり、患者さんによっては歩行困難となる場合があります。そのため患者さんのなかにはこの治療法を「根性焼き」「拷問」「ドライアイス治療」といった外面的、感性的形象として表しています。足底いぼの場合には難治であるため液体窒素凍結療法でなかなか治らないため

に、筆者はサリチル酸含有のスピール膏貼付、炭酸ガスレーザー療法、抗がん剤の局所注射療法を行っています。他に活性型ビタミンD_3軟膏、フルオウラシル（5-FU）軟膏外用、モノクロル酢酸、液状フェノール外用などの治療法もある程度の効果を有します。なおグルタルアルデヒドの外用は古くから治療として行われてきましたが、現時点では使用不可能となり、人体に塗ってはいけないことになっています[2]。また多発性難治性疣贅には短期間のビタミンAの内服が疣贅の扁平化、数の減少をもたらし、その後の液体窒素凍結療法が容易になることもあります。わが国で保険適用のある治療法は液体窒素凍結療法、スピール膏貼付などです。従って、前述した治療を患者さんに行うには、治療の同意を得て、取りいれることが必要です。

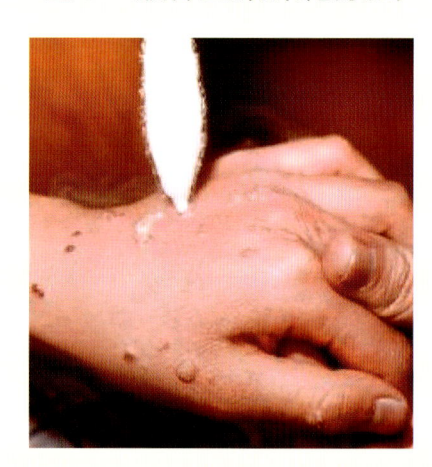

図3　液体窒素凍結療法

2. 扁平疣贅（いぼ）

扁平いぼは青年期の男女の顔面、手背にみられます（図4）。扁平いぼもHPV感染であるため、ヒトからヒトへの直接接触感染、器具などを介した間接接触感染などが感染経路といわれています。大豆大までの皮膚面よりわずかに隆起した扁平局面で円形、多角形を呈し、時に列序性に配列するケブネルという現象がみ

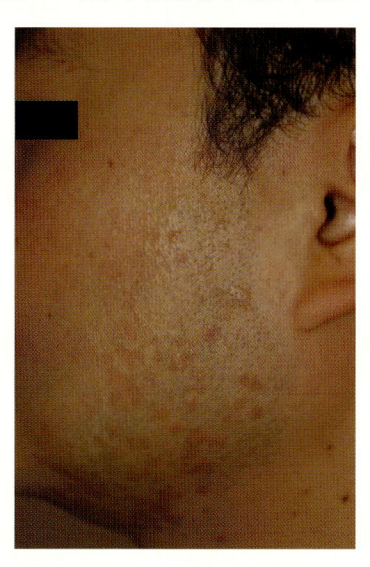

図4　扁平疣贅の臨床像

られます。治癒過程にあるものは、発赤、痒みを伴い急速に消退することがあります。老人の手背、下腿に生じる老人性色素斑や顔面の汗管腫、脂腺増生症、にきびと鑑別が時に困難な場合があります。HPV3、10、28、29、77、78、94、117型の感染によって生じます。

治療

これといって絶対的に決め手となるような治療はありません。扁平いぼは自然消退をすることが古くから知られていて、免疫賦活作用を有するヨクイニンエキス、シメチジンの内服療法が有効なことがあります。またジフェニルシクロプロペノン（DPCP）やスクワレン酸ジブチルエステル（SADBE）を用いた接触皮膚炎療法が奏効します。この治療法ですと70～80％の患者さんの扁平いぼが6か月以内で消退します。しかし保険適用がないために、病院らの施設で倫理委員会を通して、患者さんから治療の同意を得て治療を行っています。また全ての皮疹にDPCPやSADBEを外用しなくても皮疹が一斉に消退することがあります。欧

米では2～5%サリチル酸製剤の外用が推奨されています[3]。液体窒素凍結療法、電気乾固、炭酸ガスレーザーは瘢痕、再発、色素沈着を残すことが多々あるため、顔面のいぼ病変には細心の注意を払うか行わない方が良いでしょう。保険適用のある治療法は液体窒素凍結療法、ヨクイニンエキス内服、サリチル酸製剤の外用のみです。

3. 尖圭コンジローマ

　男女間ないしは同性間の性行為や類似行為による接触感染によって主として外陰部に感染します（図5）。性感染症（STI）の一つです。原因ウイルスのHPV6、11型の潜伏期間は平均2.8か月といわれています[4]。感染ルートのひとつとしてオーラルセックスによる感染があり、その際、病変が口腔内にみられます。また男性同性愛者では口腔内や肛囲に尖圭コンジローマがみられることがあります。難治例の尖圭コンジローマの患者ではHIV感染者、AIDS患者が含まれていることがあり、健常人と比較して病変内のウイルス量が多いという報告があります[5]。したがって尖圭コンジローマの難治例では他の感染症の有無の検索とパートナーが本人と同様に罹患している可能性が高いのでパートナーの追跡は重要です。また乳幼児にまれに尖圭コンジローマが生じます（図6）。**すなわち乳児の場合は母親の腟内に尖圭コンジローマが存在し、出産時に新生児の喉頭、気管支、肛囲らの粘膜部上皮細胞にHPVが感染し、やがて呼吸器乳頭腫症や肛囲尖圭コンジローマが発症する産道感染が考えられています**。産道感染による喉頭乳頭腫はHPV6が分離される場合が多く、生後から5歳前後まで再三のレーザー治療に抵抗性を示し、再発を繰り返す難治例があります[6]。**一方幼児の肛囲尖圭コンジローマは父親の陰茎・亀頭に尖圭コンジローマがある場合、ごくまれに入浴時に幼児の肛囲にHPVが伝播されることがあり、児童性的虐待と間違われることがあります。したがって乳幼児の肛囲に生じた尖圭コンジローマは二通りの感染経路が考えられています**。

3章●HPV感染でおこる皮膚病：治療と対策

図5　男性の尖圭コンジローマの臨床像（陰茎亀頭部に発症）

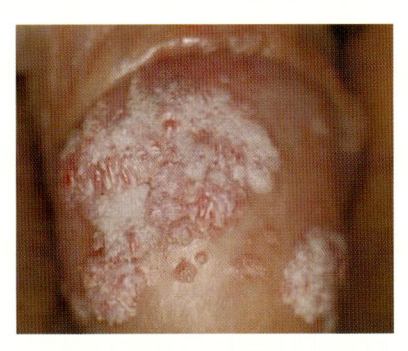

図6　乳児尖圭コンジローマの臨床像（肛門周囲に発生）

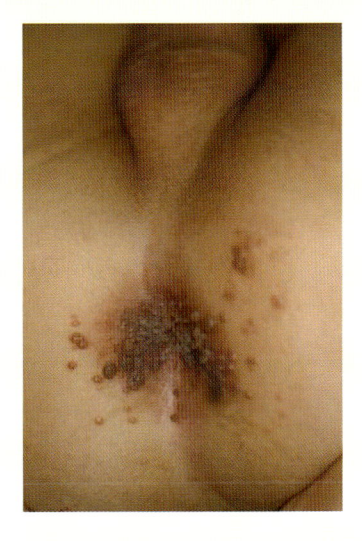

治　療

　日本性感染症学会の治療ガイドライン2008によると、第一選択として液体窒素凍結療法、イミキモド5％クリーム外用、電気焼灼法、三塩化酢酸または二塩化酢酸の外用で第二選択としてレーザー蒸散術、インターフェロンの局所注射が推奨されています。症例によっては肛囲の病変で直腸内に及ぶことがあり、治療法も限られてきます。ガイドライン上で推奨されている治療のうち、保険適用のある治療法は液体窒素凍結療法、イミキモド5％クリーム外用に限られています。

4. 予防と対策

性教育に精通した専門家の性教育の重要性

　尖圭コンジローマの予防法として性行為あるいは類似行為による接触感染を防ぐ意味でコンドームの使用は重要です。一般にコンドームの使用による感染予防効果は高いですが、陰茎周囲にHPVが潜伏し、下腹部、陰嚢、鼠径部に尖圭コンジローマがみられることがあるため、コンドームの使用で予防が完全とはいえません。

　近年、10代の若年層に尖圭コンジローマの罹患数が増加しています。また従来、人工妊娠中絶数と性感染症の罹患数は平行して増加する傾向にあり、その背景に中学生、高校生の性交渉の経験率の上昇があります(9頁 図1)。しかし昨今、経口避妊薬内服の増加から、人工妊娠中絶数が減少していると考えられていますが、性感染症の減少へ必ずしもつながるとは考えられていません。若年層に対してはコンドームの使用による尖圭コンジローマをはじめとした性感染症の予防のみではなく、安易な性行動についての倫理的・道徳的な教育も必要とされます[7]。尖圭コンジローマ発症の予防として若年層の性感染症についての知識を普及させることが非常に重要と思われますが、学校において教育の実施に困難を要することがあります。その対策として、中学生、高校生のみへの教育だけではなく、養護教諭、保護者、保健師まで教育対象を広げ、性教育に精通した専門家が性教育を行うことに意義があります。実際、若年者は保険医療機関を受診することに抵抗を感じており、相談窓口は保健所や養護教諭です。

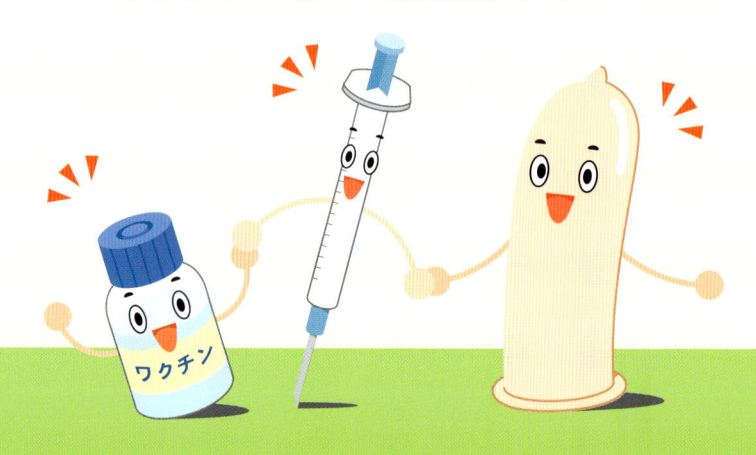

HPVワクチンの接種

　一方、尖圭コンジローマの予防対策として、現在、米国メルク社より尖圭コンジローマと子宮頸がんの原因ウイルスであるHPV6、11、16、18型の予防ワクチン（GARDASIL（ガーダシル））が開発され、2006年に米国、カナダ、欧州、メキシコ、オーストラリアをはじめとして多くの国で承認されました。このワクチンは尖圭コンジローマの原因ウイルスのHPV6、11型だけではなく、子宮頸がんの原因ウイルスで最も多いHPV16、18型といったハイリスク群も予防できる4価HPVワクチンであり、わが国でも近い将来承認されます。

5. パートナーへの対策

　尖圭コンジローマの場合、パートナーの性器に肉眼的にいぼの病変があるか否かを確認することが重要です。女性の場合、腟、子宮頸部に限局した病変が当然あるため、これまで性行為を行ったパートナーには医療機関を受診することを勧めます。感染予防には決まったパートナー以外と性行為をしないのが原則ですが、仮にパートナーに尖圭コンジローマがみられたならば、病変がある期間には性行為を行わないことと治療を行うことです。鼠径部、陰嚢や下腹部に尖圭コンジローマがまれにみられることがあるため、3週間から8か月といった無症候のHPV6、11型の潜伏期間を考えると、コンドームの使用で完全にHPV感染は予防はできません。

3 HPV感染でおこる皮膚がん

1. 指のボーエン病、ボーエン様丘疹症(よるきゅうしんしょう)(BP)、紅色肥厚症(こうしょくひこうしょう)

　指のボーエン病は皮膚がんのひとつであり、多くが単発性ですが、まれに多発性病変もみられることがあります（図7）。病理組織学的には上皮に限局したがんの形態を呈します。多発性病変の原因として古くから砒素の関与が疑われ、侵入経路としては砒素鉱山などの職業に従事、薬剤（サルバルサン、フォーレル水など）、環境汚染などが考えられていました。またボーエン病はHPVの関与が近年検討され、多くの追試報告がされており、外陰部、指のボーエン病にはHPVの関与が病因的意義として重要です[8-13]。ボーエン病におけるHPVの検出率は外陰部と手指発症例に非常に高く、検出されるHPVは16型をはじめとする粘膜型のハイリスク群にほぼ限られています。感染経路は手指と外陰部ないし腟粘膜の接触によるものと考えられています。一方、BPは外陰部や肛門部の皮膚・粘膜に散在あるいは集簇（しゅうぞく：集まってまとまること）して生じる褐色から黒色調の多発性色素斑ないし表面平滑な丘疹の形をとります（図8）。病理組織学

図7　指のボーエン病の臨床像

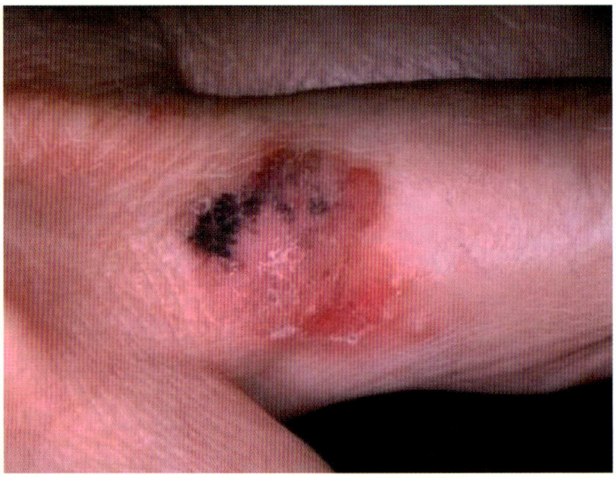

的にはボーエン病様の異型細胞を認めます。20～30歳台の性活動の盛んな年代に好発し、病変からHPV16型の検出率が高いです。紅色肥厚症は陰茎亀頭部、包皮に生じ、ビロード状の紅色局面を呈します。病理組織像はボーエン病と同様の像を示します(図9)。

図8　ボーエン様丘疹症の臨床像（包皮に発症）

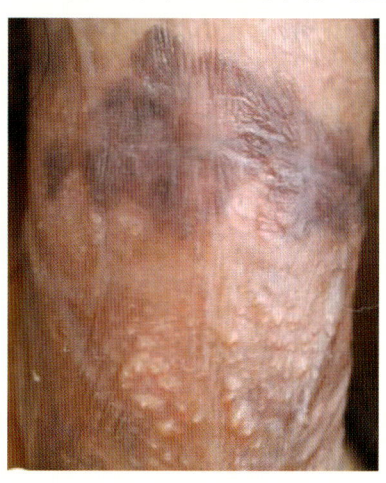

図9　紅色肥厚症の臨床像（包皮に発症）

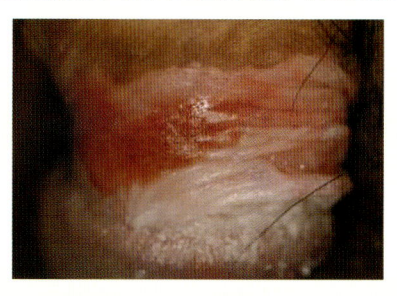

3章 ● HPV感染でおこる皮膚病：治療と対策

治 療

外科的治療が第一選択です。HPV感染で発症しますので病変周囲にHPVが潜伏していたり、手術中にHPVの撒布による再感染で再発をおこすことがあります[12]。BPは自然に消退することがありますので、無治療でも良いのですが、定期的に医療機関を受診することです。

2. 疣贅状表皮発育異常症（EV）

疣贅状表皮発育異常症（EV）は、小児期より特異な臨床像を呈する疣贅が全身に多発する疾患です。EVの原因はEV関連HPVの持続感染です。個疹は扁平いぼ様皮疹、癜風（でんぷう）様皮疹の他に、老人性いぼ様皮疹、紅斑、褐色丘疹などさまざまな形態を呈します（図10）。40歳以降になると特に日光露出部にボーエン病、ケラトアカントーマ、有棘細胞がんなどが発症してきます。これらの皮疹からは通常の疣贅とは異なるHPV DNAが20数種類以上が検出されています。中でもHPV5、8型が主に検出されます。紫外線とHPVが発がんの重要なリスクファクターです。

図10　疣贅状表皮発育異常症の臨床像（上腕内側部の扁平いぼ様皮疹）

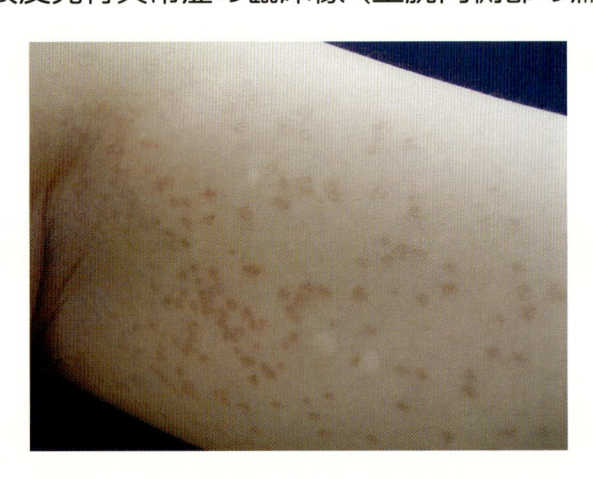

EVは常染色体劣性遺伝による遺伝子異常が考えられています。したがってEVの責任遺伝子をもつ両親がEVを発症していなくても、その子どもにEVの発症がみられる確率は1/4です。近年、EVの責任遺伝子としてEVER1、EVER2遺伝子が第17染色体長腕（17q25.3）に存在することが解明されました[14]。

治療

　EVの治療についてはこれまで確実な方法はありませんが、最近、イミキモド5%クリームの外用で皮疹の消退がみられたという報告が散見されます。紫外線が発がんを促しますので、日光暴露部位では遮光クリーム（日焼け止め）を塗ることです。

さいごに

　皮膚科日常診療でHPV感染でいぼが生じた患者さんを多く診る理由には、患者さん本人が足の裏などは毎日観察する習慣がないこと、いぼは痛くも痒くもないため、胼胝腫（タコ）と思い治療を行っていない現状があります。足の裏に「タコ」や「ウオノメ」が増えてきたら皮膚科を受診することが重要です。気軽に皮膚科にご相談ください。

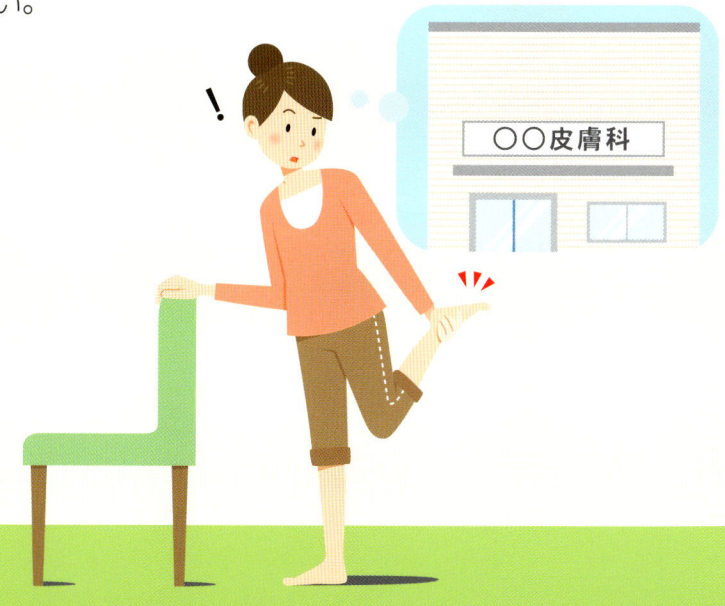

参考文献

1. Sapp M, Bienkowska-Haba M: Viral entry mechanisms: human papillomavirus and a long journey from extracellular matrix to the nucleus. FEBS J. 2009; 276: 7206-16. Review.
2. 野村 奈央ほか：中毒研究 2008; 21: 256.
3. Sterling JC, Handfield-Jones S, Hudson PM: British Association of Dermatologists. Guidelines for the management of cutaneous warts. Br J Dermatol. 2001; 144:4-11.
4. Drake LA, Ceilley RI, Cornelison RL et al: Guidelines of care for warts: human papillomavirus. Committee on Guidelines of Care. J Am Acad Dermatol. 1995; 32: 98-103.
5. Friedman HB, Saah AJ, Sherman ME et al: Human papillomavirus, anal squamous intraepithelial lesions, and human immunodeficiency virus in a cohort of gay men. J Infect Dis. 1998; 178: 45-52.
6. Sinclair KA, Woods CR, Kirse DJ et al: Anogenital and respiratory tract human papillomavirus infections among children: age, gender, and potential transmission through sexual abuse. Pediatrics. 2005; 116: 815-25.
7. 渡會 睦子：地域の性感染症予防対策 感染制御. 2005 ;1 233-237.
8. Ikenberg H, Gissmann L, Gross G et al: Human papillomavirus type 16-related DNA in genital Bowen's disease and bowenoid papulosis. Int J Cancer 1983; 32: 563-5.
9. Kawashima M, Jablonska S, Favre M et al: Characterization of a new type of human papillomavirus found in a lesion of Bowen's disease of the skin. J Virol 1986; 57: 688-92.
10. Mitsuishi T, Sata T, Matsukura T et al: The presense of mucosal human papillomavirus in Bowen's disease of the hands. Cancer 1997; 79: 1911-17.
11. Clavel CE, Huu VP, Durlach AP et al: Mucosal oncogenic human papillomaviruses and extragenital Bowen disease. Cancer 1999; 86: 282-7.
12. Alam M, Caldwell JB, Eliezri YD et al: Human papillomavirus-associated digital squamous cell carcinoma: literature review and report of 21 new cases. J Am Acad Dermatol 2003; 48: 385-93.
13. Mitsuishi T, Kawana S, Kato T et al: Human papillomavirus infection in actinic keratosis and Bowen's disease: comparative study with expression of cell-cycle regulatory proteins $p21^{Waf1/Cip1}$, p53, PCNA, Ki-67, and Bcl-2 in positive and negative lesions. Hum Pathol 2003; 34: 886-92.
14. Ramoz N, Rueda LA, Bouadjar B et al: Mutations in two adjacent novel genes are associated with epidermodysplasia verruciformis. Nat Genet. 2002; 32:579-81.

著者略歴

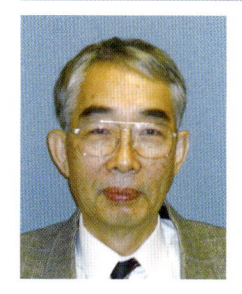

林　謙治（国立保健医療科学院　院長）

1945年 6月25日生
1971年 3月　千葉大学医学部卒業、医学士
1975年 3月　同大学大学院修了、学位授与、医学博士
1975年 4月　千葉県松戸市立病院　産婦人科勤務
1981年12月　国立公衆衛生院　母性小児衛生学部　学校衛生室長
2009年 4月　国立保健医療科学院、院長
2009年 4月　世界国立衛生研究所所長連合会会員（IANPHI）

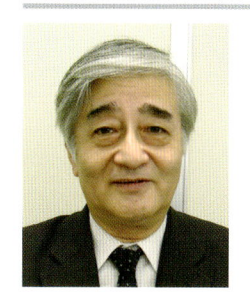

佐藤 武幸（千葉大学医学部附属病院感染症管理治療部長・診療教授）

1949年1月9日生
勤務先　　　千葉大学医学部附属病院感染症管理治療部　部長・診療教授
資格・学会活動　医学博士
　　　　　　日本小児科学会専門医
　　　　　　日本感染症学会専門医
　　　　　　日本血液学会専門医・指導医
　　　　　　日本がん治療認定医暫定教育医
　　　　　　日本小児科学会次世代育成プロジェクト委員会委員長
　　　　　　日本思春期学会HPV緊急プロジェクト委員会
　　　　　　日本性感染症学会HPVワクチン検討委員会
著書　　　　小児感染症マニュアル　2007
　　　　　　　　分担：Pneumocystis jiroveci感染症、ヒト免疫不全ウイルス感染症
　　　　　　　　（日本小児感染症学会編、東京医学社）
　　　　　　思春期医学臨床テキスト　分担：性感染症（2008、日本小児科学会編、診断と治療社）
　　　　　　性感染症　診断・治療　ガイドライン　2011
　　　　　　　　分担：思春期の性感染症（日本性感染症学会）（印刷中）

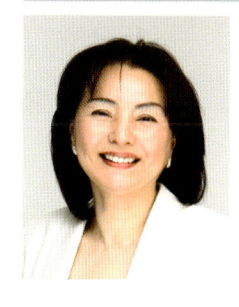

家坂 清子（いえさか産婦人科医院　副院長）

1949年6月14日生
勤務先　　　医療法人清和会　いえさか産婦人科医院 副院長
公職　　　　群馬県青少年健全育成審議会会長
役職　　　　日本思春期学会理事
　　　　　　日本性感染症学会理事
　　　　　　NPO法人「子宮頸がんを考える市民の会」理事
著書　　　　「思春期保健マニュアル」（共著）
　　　　　　「娘たちの性＠思春期外来」NHK出版、生活人親書ほか
主な活動　　1984年より性教育や女性の健康に関する出張講演

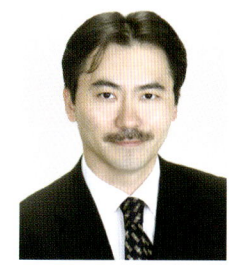

三石　剛（東京女子医科大学附属八千代医療センター 皮膚科　准教授）

1963年生まれ
勤務先　　　東京女子医科大学附属八千代医療センター皮膚科
資格・学会活動　医学博士、日本皮膚科学会認定　皮膚科専門医、
　　　　　　日本レーザー医学会　レーザー指導医・評議員、日本性感染症学会認定医、
　　　　　　日本皮膚外科学会評議員
著書　　　　・STDアトラス　執筆分担：尖主コンジローマの診断と治療（秀潤社）
　　　　　　・皮膚科診療のコツと落とし穴　執筆分担：イボの痛くない治し方（中山書店）
　　　　　　・うつる皮膚病最前線　執筆分担：忘れてはいけない梅毒の皮膚症状（メディカルレビュー社）
　　　　　　・1冊でわかる性感染症　執筆分担：尖主コンジローマ（文光堂）
　　　　　　・皮膚科の臨床（臨時増刊号）　執筆分担：足底疣贅（金原出版）
　　　　　　・皮膚外科学　執筆分担：術式篇（秀潤社）　など
専門外来　　いぼ外来

企画・編集　松本美枝子	イラスト　中村光宏

HPV感染と予防対策　子宮頸がんと皮膚病およびHPVワクチンの効果

2011年6月10日　初版 第2刷発行
発　行　所　株式会社　少年写真新聞社　〒102-8232 東京都千代田区九段北1-9-12
　　　　　　　　　　　　　　　　　　　TEL 03-3264-2624　FAX 03-5276-7785
　　　　　　　　　　　　　　　　　　　URL　http://www.schoolpress.co.jp/
発　行　人　松本　恒
印　　　刷　株式会社　豊島
© Kenji Hayashi, Takeyuki Sato, Kiyoko Iesaka, Tsuyoshi Mitsuishi, 2011 Printed in Japan
ISBN978-4-87981-380-0 C0047
NDC　493

本書を無断で複写・複製・転載・デジタルデータ化することを禁じます。落丁・乱丁本は、お取り替えいたします。
定価はカバーに表示してあります。